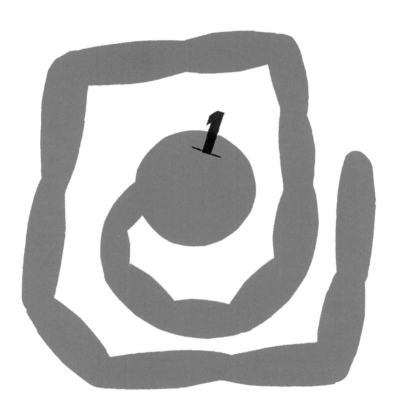

图书在版编目（CIP）数据

到里面来！探索大脑的内部世界 / （葡）伊莎贝尔·米尼奥丝·马丁斯，（葡）玛利亚·曼努埃尔·佩德罗萨著；（葡）玛德莲娜·玛多索绘；马赛译. -- 杭州：浙江教育出版社，2020.9（2023.6重印）

ISBN 978-7-5722-0623-8

Ⅰ. ①到… Ⅱ. ①伊… ②玛… ③玛… ④马… Ⅲ. ①脑科学－普及读物 Ⅳ. ①R338.2-49

中国版本图书馆CIP数据核字(2020)第151791号

引进版图书合同登记号　　浙江省版权局图字：11-2020-322

Text © Isabel Minhós Martins & Maria Manuel Pedrosa
Illustrations © Madalena Matoso
This edition is published under licence from Editora Planeta Tangerina, Portugal. All rights reserved
Simplified Chinese rights arranged through CA-LINK International LLC (www.ca-link.com)
Simplified Chinese translation edition is published by Ginkgo (Beijing) Book Co., Ltd.

本书中文简体版权归属于银杏树下（北京）图书有限责任公司

到里面来！探索大脑的内部世界

[葡] 伊莎贝尔·米尼奥丝·马丁斯　[葡] 玛利亚·曼努埃尔·佩德罗萨 著
[葡] 玛德莲娜·玛多索 绘　马赛 译

选题策划：北京浪花朵朵文化传播有限公司　　　　出版统筹：吴兴元
责任编辑：江 雷　　　　　　　　　　　　　　　　特约编辑：郭春艳
美术编辑：韩 波　　　　　　　　　　　　　　　　责任校对：高露露
审　　校：张玉瑾　　　　　　　　　　　　　　　　责任印务：曹雨辰
封面设计：墨白空间·唐志永　　　　　　　　　　　营销推广：ONEBOOK
出版发行：浙江教育出版社（杭州市天目山路 40 号 电话：0571-85170300-80928）
印刷装订：天津图文方嘉印刷有限公司（天津宝坻经济开发区宝中道 30 号）
开本：715mm×920mm 1/16　　　　印张：23.5　　　字数：216 000
版次：2020 年 9 月第 1 版　　　　　印次：2023 年 6 月第 3 次印刷
标准书号：ISBN 978-7-5722-0623-8
定价：99.80 元

官方微博：@ 浪花朵朵童书
读者服务：reader@hinabook.com 188-1142-1266
投稿服务：onebook@hinabook.com 133-6631-2326
直销服务：buy@hinabook.com 133-6657-3072

浪花朵朵

到里面来！

探索大脑的内部世界

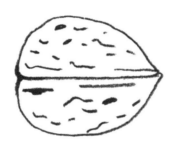

[葡]伊莎贝尔·米尼奥丝·马丁斯
[葡]玛利亚·曼努埃尔·佩德罗萨 著

[葡]玛德莲娜·玛多索 绘

马　赛　译

浙江教育出版社·杭州

目　录

为什么写这本书 --- 8

值得思考的10个观点 --- 10

大脑里究竟有什么 --- 21

成长 --- 39

感觉 --- 59

学习 --- 87

记忆 --- 107

意识 --- 127

身体与动作 --- 149

情绪 --- 171

我与他人 --- 203

创造力 --- 223

审美体验 --- 247

如果你想了解更多……

不同的大脑 --- 273

大脑的健康 --- 281

动物的大脑 --- 293

事实与谬误 --- 307

历史 --- 319

大脑地图 --- 335

作者 --- 356

审校 --- 360

为什么写这本书

我们在出版了《去野外》(原书名 *"La fora"*,意为"外面"),邀请读者去发现大自然之后,制作一本关于"里面"的书的想法自然而然地就形成了。但是这本书的内容应该是关于什么的呢?人体?地球中心的秘密?室内活动?……所有这些假设都曾被考虑过。

最令我们兴奋的应该是创作一本专门针对大脑的书,这本书将潜入思想、情感、记忆和学习的世界,从而帮助我们更好地理解大脑内部这个非凡的世界,让我们感受、记忆、学习、比较、决策、行动、创造……(有无限的可能)

正如一些探险家经常面对的那样,我们并不了解面前的广阔世界,也不

知道沿途会出现
哪些惊喜。在背包
里面，我们只带了寻
找答案所需的好奇心和
动力，因此面对各种方
向略显盲目（虽然已经确
定大脑作为主题）。我们慢
慢地构建地图，规划前进的道
路。在这个过程中，审校团队的
帮助和支持是至关重要的，他们慷慨
地给予我们坚持下去的保障和路线。
我们必须感谢他们赋予本书大量的专
业知识和思辨内容。

葡萄牙橘子星球出版社（Planeta Tangerina）

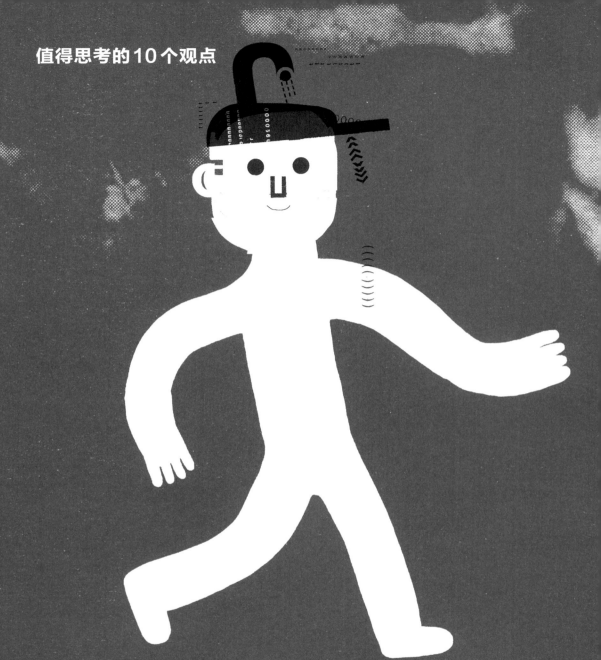

你的脑袋里面有个大脑。
而正是因为你的脑袋里面有大脑，
你才知道它的存在。

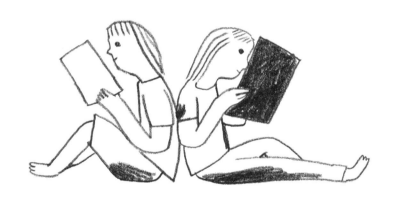

每个大脑都在吸收其他大脑的生命养分，无论这些养分是来自你
的身边，比如你的好朋友，还是来自遥远的地方，
比如你阅读的书的作者——他可能生活在一百年前，
或者住在地球的另一端。

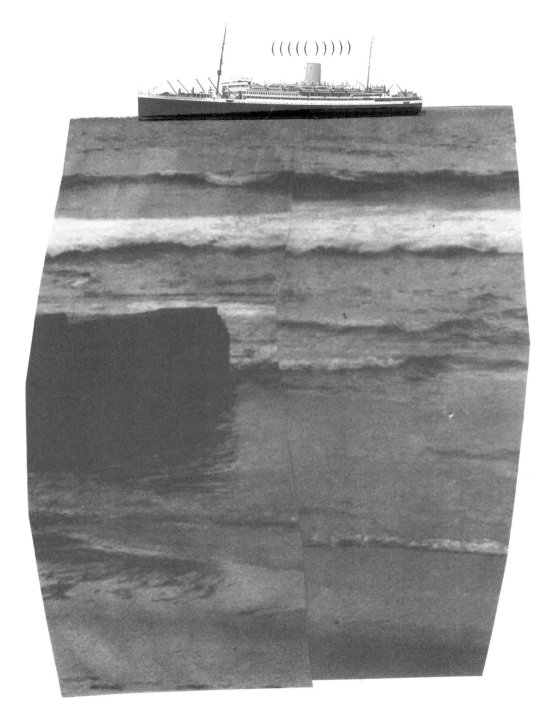

从早到晚，大脑都在做预测并尝试预见未来。

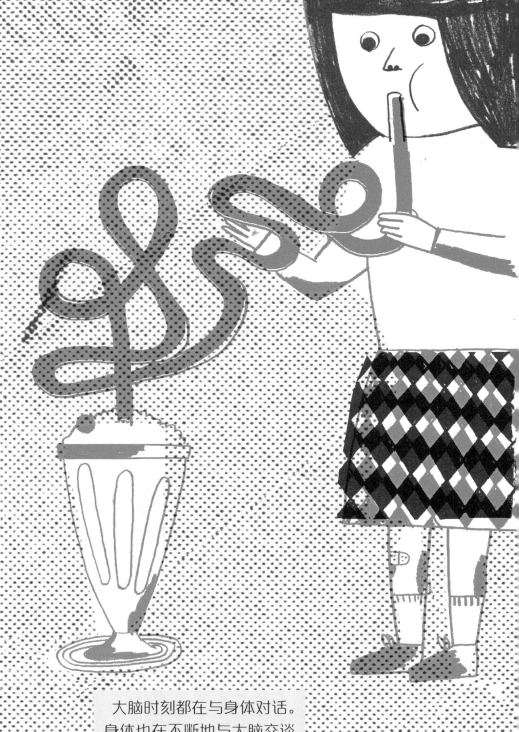

大脑时刻都在与身体对话。
身体也在不断地与大脑交谈。

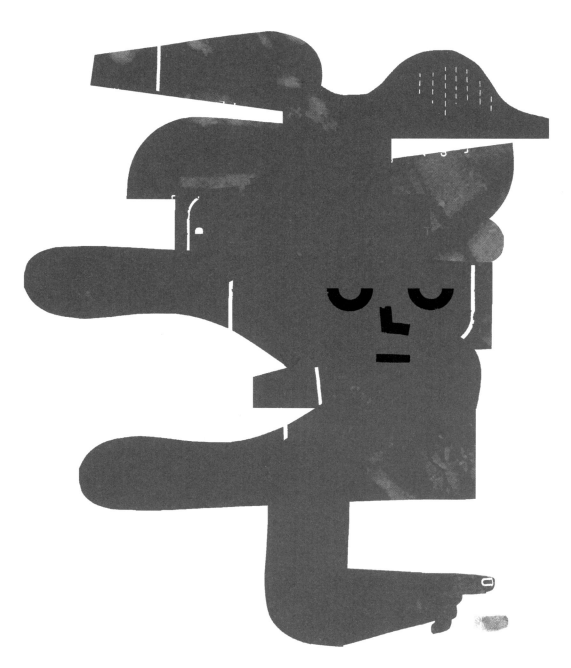

就像你的经历是独一无二的一样，
你的大脑也是，
你也是。

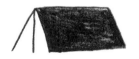

五种感官（味觉、嗅觉、听觉、视觉和触觉）
只能让我们感知到极小一部分的世界，
除此之外还有一个我们的感官无法掌握的广阔世界。

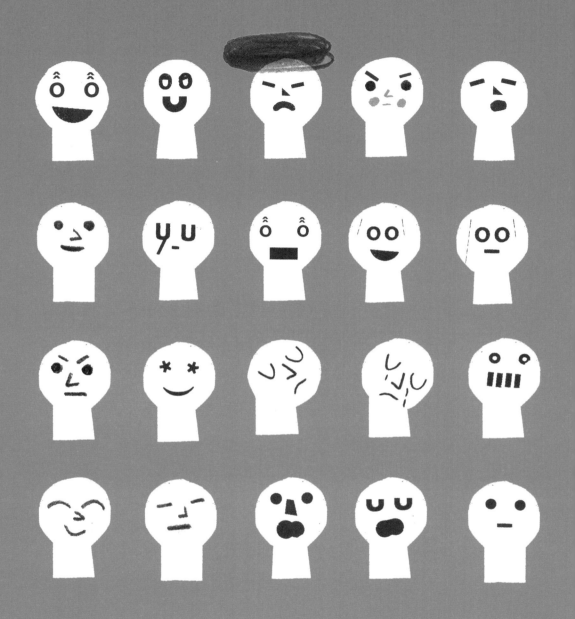

情绪是我们的皮肤、心脏、大脑深处感受到的宝贵信息。情绪
让我们能够更好地感知世界。

（但感受情绪并非总那么轻松，试着把感受到的情绪说出来！）

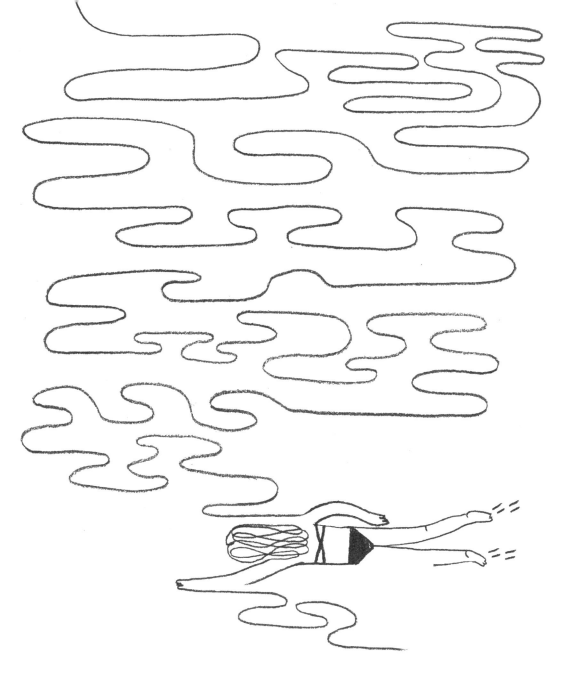

你是你的知识和记忆的总和。

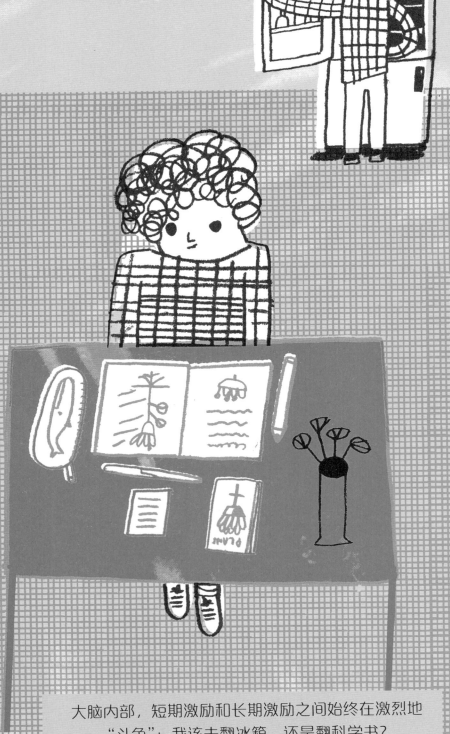

大脑内部，短期激励和长期激励之间始终在激烈地
"斗争"：我该去翻冰箱，还是翻科学书？

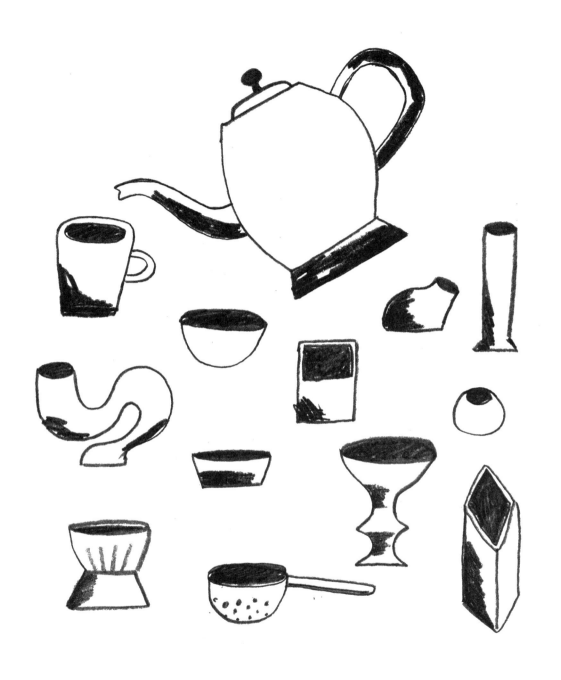

大脑像橡皮泥一样是可塑的。所有的生活经历都在塑造它：每个朋友、每首歌、每本书、每一次挑战……

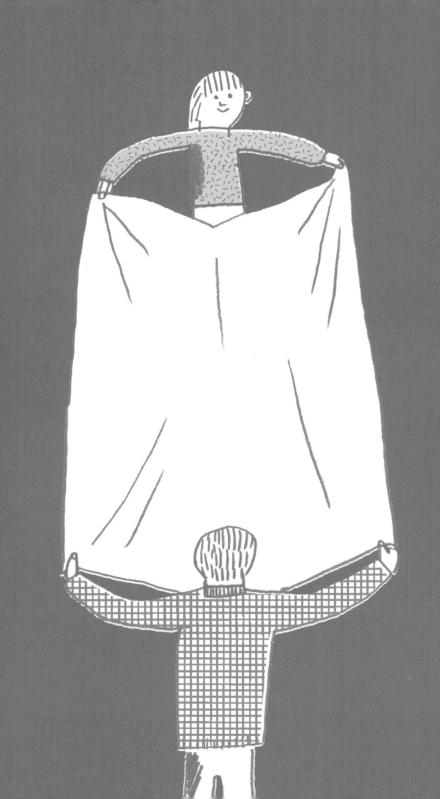

大脑里究竟有什么

大脑：协同工作、省时省能的专家。

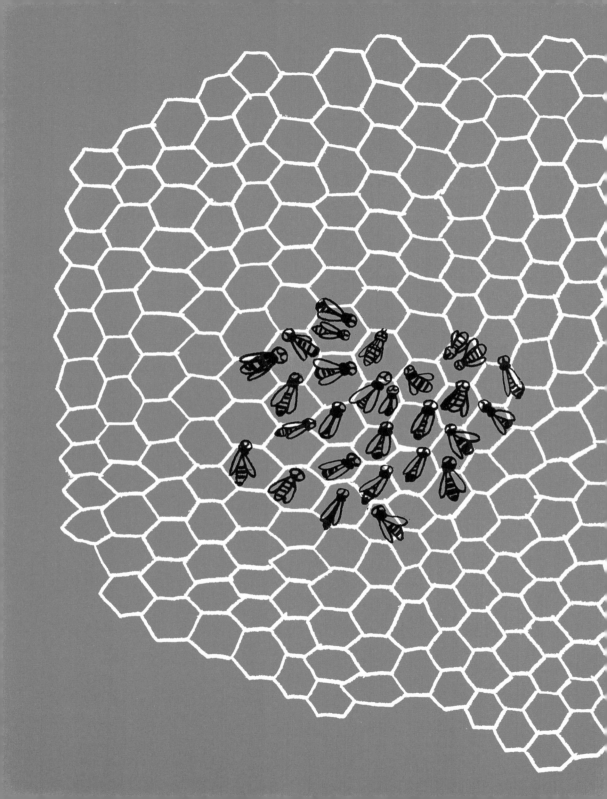

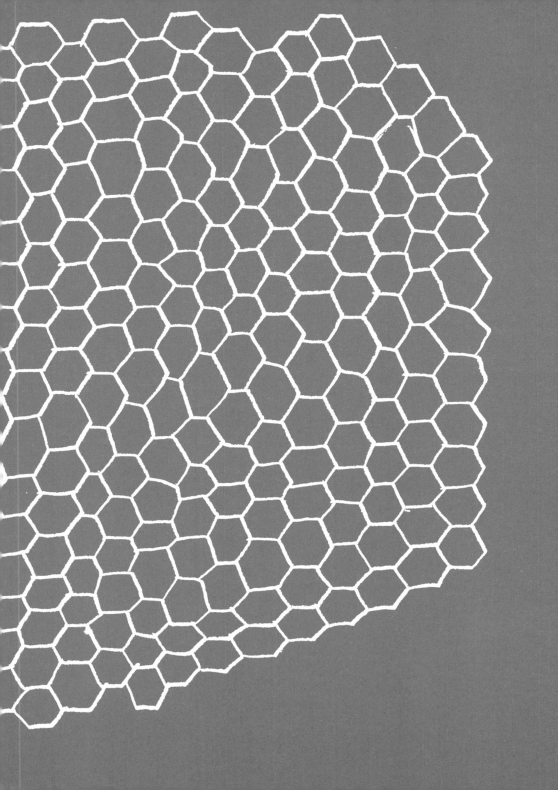

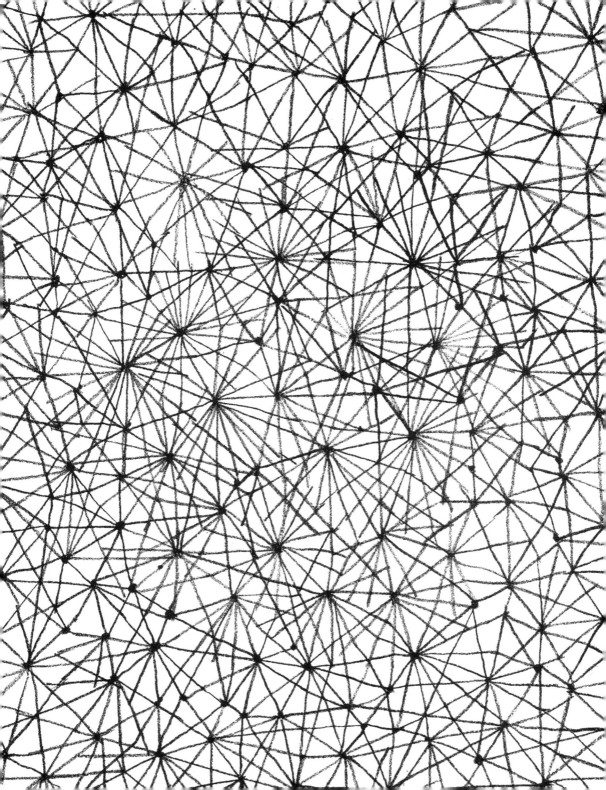

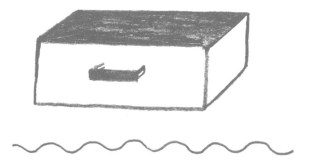

大脑里究竟有什么

科学家认为大脑是宇宙间最复杂、最神秘的构造之一。根据最新研究数据，大脑里有约86,000,000,000个神经元[1]，（我们最好数清楚一点：860亿个神经元），远远多于生活在地球上的人口数量——大约73亿。

大脑里不仅有亿万个神经元，这些细胞之间形成的连接数量更多，因为每个神经元都能生出上千条神经纤维与周围其他神经元形成连接，这样大脑里就有长达16万千米的神经纤维！这是一张四通八达的巨大网络。

如果你习惯通过比较来更好地认识事物，你一定会喜欢这个例子：如果我们把所有的神经元一个接一个地连成一条直线，这条线将长达860千米。而这些神经元都装在你的脑袋里，不管你觉得自己是笨笨的还是绝顶聪明。

1　即神经细胞，可参阅本书第347页。

如果我们好好想一想（没错，用我们的大脑）：这个让我们成为我们自己的器官，这个使我们可以思考、跳舞、创造、运动、哭泣或大笑的器官，就是这么奇怪的、灰灰的一团东西，看上去像核桃仁，摸上去像软软的蘑菇。你可别觉得这很讽刺或者好笑，我们的确非常需要这个约1300克重的大脑。

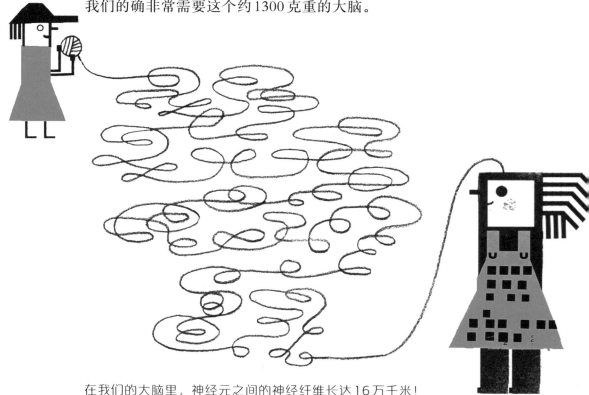

在我们的大脑里，神经元之间的神经纤维长达16万千米！
想一下我们的大脑可以产生多少种不同的想法……
这是不是有一点难以想象？那就想一下你的脑袋里供你差遣的神经连接的数量，
或许你就会觉得不难以想象了……

多么美丽而波浪起伏的景观

如果我们组织一次大脑探险（也许那一天真的会到来），我们可能会惊讶于那里的景色：没有一望无际的平原、高耸的山峰，只有延绵不绝的沟壑。为什么大脑有这么多的褶皱呢？因为这样在节省空间的同时能提供更多可以利用的表面积。这一点很容易证明：如果你把桌面上的一张纸揉成一团，你的桌面上就有了更多的空间放更多的纸团。如果每张纸的表面对应到每块存储信息的大脑区域，你的桌面上有更多的纸张表面可用，也就意味着你的大脑可以储存更多的信息。

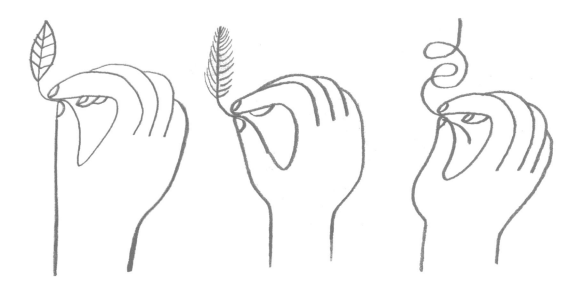

我们是怎样演化至此的

　　大约190万年前，当早期人类开始直立行走时，人类的演化发生了一场革命。从不再依靠双手走路的那一刻起，人类的拇指逐渐地变长，并最终可以对握（拇指与食指相对，形成像镊子一样的组合）。这是人类演化过程的关键一步。可以对握的拇指使得我们能够创造和使用工具，做更精细的动作。

　　然后演化过程进入一个相互促进的往复循环中：一方面，更精细的手指动作促进了大脑的演化；另一方面，越来越发达的大脑也使手指动作越来越精细和富有创造力……

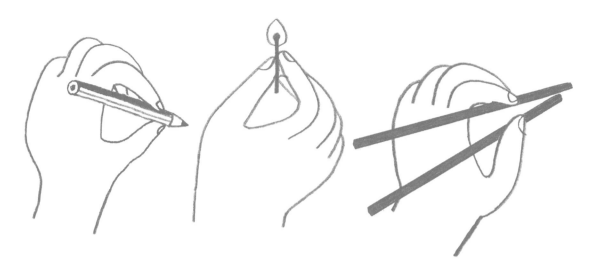

手拉手，直立行走

人类演化的另一个非常重要的影响因素就是群体生活。与许多其他刚出生不久就准备独立生活的物种不同，人类刚出生时有一个发育不完全的大脑，需要与其他大脑相互作用才能得到充分发育，这也是为什么我们人类更依赖于其他人和群体生活所提供的文化和社会刺激。

与其他人一起生活虽然有它的乐趣和优点，但是众所周知，群体生活并不总是那么容易……有趣的是，正是这些困难促使我们的大脑不断发展！例如，我们与同学合作完成小组任务时可能遇到各种困难，解决这些困难需要一个非常发达和复杂的大脑，我们不仅要做各项事情（创建框架、组织讨论、分配任务、制订计划、按时推进等），还要阅读他人的情感和意图，以保证团队的凝聚力和积极性……

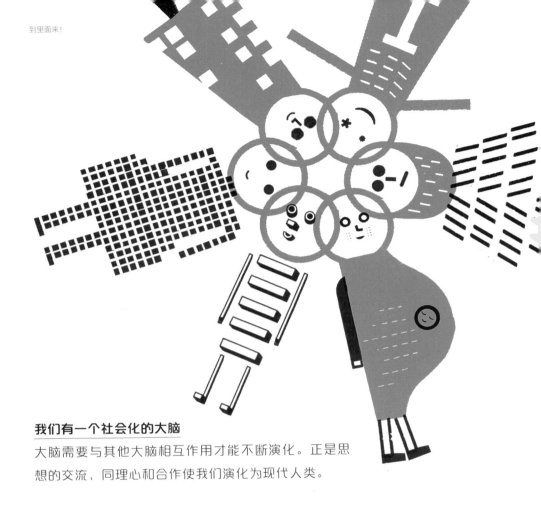

我们有一个社会化的大脑
大脑需要与其他大脑相互作用才能不断演化。正是思想的交流、同理心和合作使我们演化为现代人类。

在这种演化过程中大脑发生了什么变化

　　当然，它长大了！在过去的约300万年中，相较于其他的灵长类动物[1]，人类大脑的体积增加了2倍，质量从450克增长到了现在的大约1300克。我们知道原因：正是我们对大脑的大量使用使得它不断地成长。

1　除了人类以外，还包括黑猩猩、猩猩和大猩猩等。

人类的大脑有一部分区域高度发达，这个区域赋予了我们推理能力，它就是大脑皮质，大脑表面厚2至4毫米的粗糙外层。

科学家还发现，在大脑演化过程中大脑皮质成长最多的区域是所谓的大脑皮质联合区，它负责关联和整合来自大脑其他区域的信息，而且在高级的认知功能中被使用：比如解答复杂的化学反应方程式，或者收拾假期旅行包这样看似简单的问题。

大脑皮质的扩大也意味着神经元数量的增加：仅大脑皮质内就有约160亿个神经元，这使得人类成为大脑皮质包含神经元最多的物种！

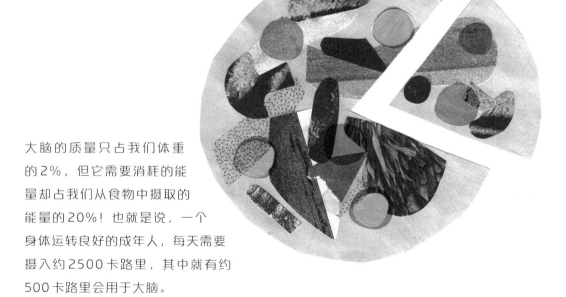

大脑的质量只占我们体重的2%，但它需要消耗的能量却占我们从食物中摄取的能量的20%！也就是说，一个身体运转良好的成年人，每天需要摄入约2500卡路里，其中就有约500卡路里会用于大脑。

火、烹饪和神经元 —— 成功的三重奏组合

为什么我们的大脑比灵长类家族中的其他动物亲戚更发达？为什么我们的大脑皮质中有更多的神经元呢？一些科学家提出了以下一种可能性：因为我们发明了烹饪，所以能够满足神经元数量增加带来的能量需求。食物经过烹饪会变得更容易咀嚼（比如肉或鱼）。这样，与只能吃生食的其他灵长类动物相比，我们可以在更短的时间内摄取更多的能量。因此，我们有足够的能量去满足身体的需求，包括我们"贪婪"的大脑。

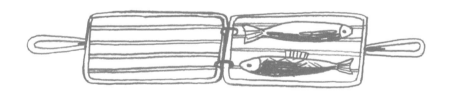

如果我们只能吃生食会怎么样？

灵长类动物每天大约要花 8.5 小时进食来满足身体和大脑所需能量。科学家苏珊娜·郝库蓝诺－赫佐尔（Susana Herculano-Houzel）认为烹饪为人类大脑的演化创造了有利的条件，根据她的计算，假如一个成年人（平均体重为 60—70 千克，有约 860 亿个神经元）只能像其他灵长类动物一样吃生食，那么他每天将需要花费超过 9 小时进食！这样我们就没有多少时间来进行更复杂的活动了（学习、工作、玩耍等）。

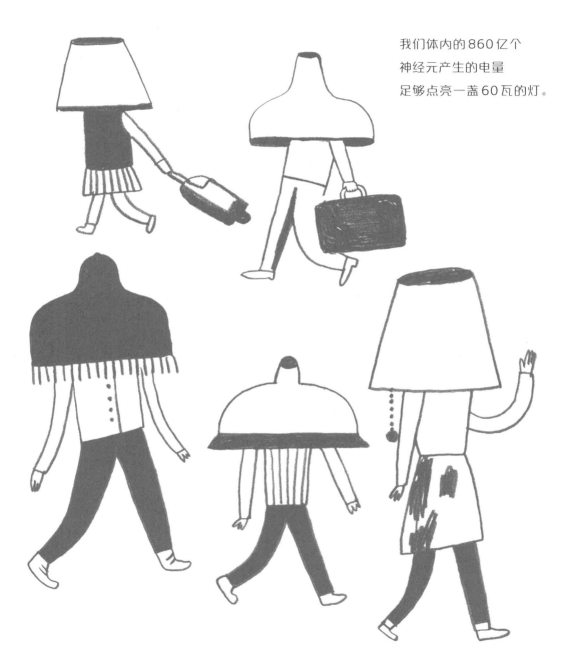

我们体内的 860 亿个
神经元产生的电量
足够点亮一盏 60 瓦的灯。

人类大脑需要25年才能发育成熟

我们是最依赖父母的生物：想一下前额叶皮质要在我们24岁左右时才完全发育成熟呢！但是，我们可能没想到的是，这种依赖性给我们提供了更多的时间，让大脑可以学习，让神经元之间的连接可以增强。与其他哺乳动物相比，这种看上去的劣势却正是我们的大脑演化得如此丰富和复杂的秘密。

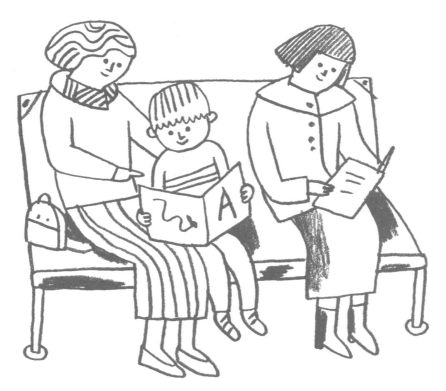

大脑已经演化了约300万年，并且如今仍在每个人的生命中持续演化。

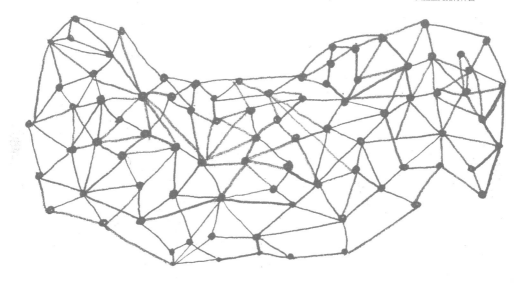

我们可以看到、听到或记录思想吗

　　思想是一个抽象的东西。没有任何人见过它，它可以被描述、记录，变成音乐或带有许多箭头的方案……但它并不容易被察觉。然而，研究大脑的科学家知道，思想虽然抽象，却是物理现实，而不是像传说中的幽灵一样无法解释。那么当我们思考时，大脑里面会发生什么呢？

　　神经元像开关一样传输消息，进而产生动作、推理、记忆，每个想法都对应着上千个（也许上万个）电化学冲动[1]。

　　但我们的思想和行为是如何起源于共同工作的神经元和化学物质的呢？秘密就存在于"共同"这个词。

1　电化学冲动是什么？要了解更多信息，请参阅本书末尾的神经元地图（第348页）。

什么最重要？团队的力量

　　许多科学家将大脑与计算机、图书馆或城市进行对比。也有人将大脑的运转与一窝白蚁（可以建造巨大蚁丘）进行比较。白蚁能够合作建造出令人难以置信的蚁丘，里面包含庞大的隧道网络。最令人惊讶的是，它们在团队工作时并没有一个已知的蓝图，也就是说，没有可以依靠的施工图用来指导它们的工作。像这些白蚁一样，神经元从哪里寻找线索指导自己的行动从而实现共同的目标呢？秘密不在于具体某个神经元，而在于所有神经元的共同努力。通过化学信号（也称为神经递质）和用来相互通信的电信号，每个神经元都知道该做什么。这就是为什么不能够在单个神经元中搜索信息或知识的起源，而要观察整个神经元网络。

相对于神经元的庞大数量，我们更感兴趣的是
它们相互连接后能产生的巨大能量。正是神经元
之间的连接给了大脑生命！

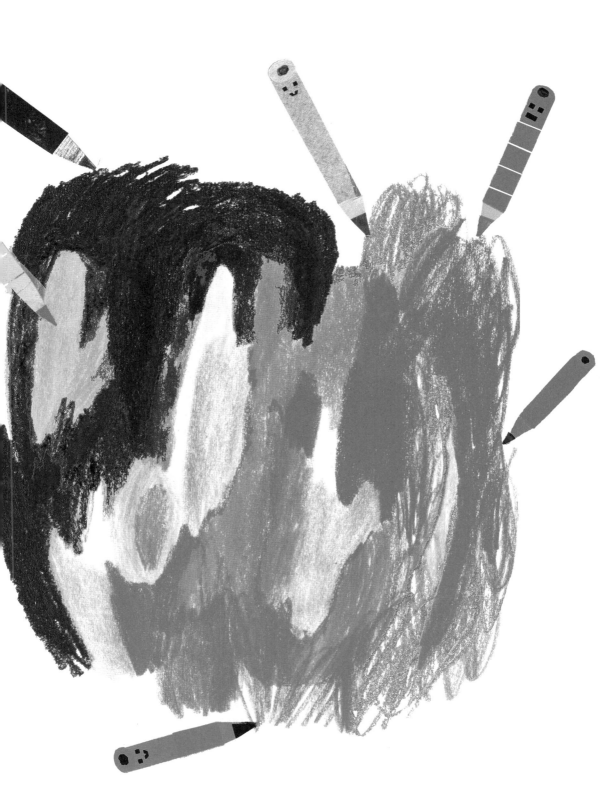

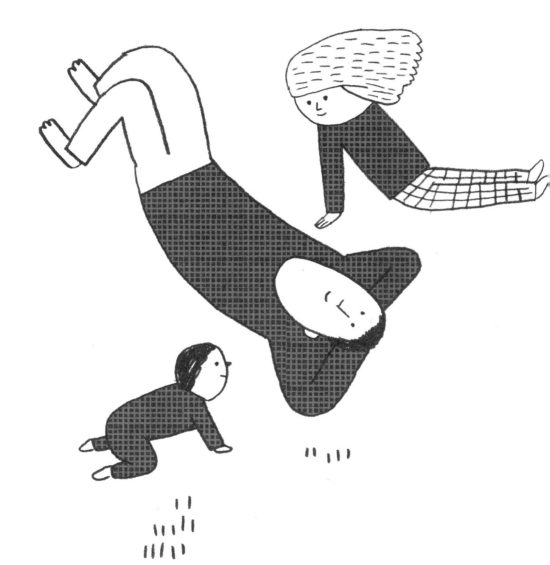

成长

刚出生时，大脑是不完整的，它发育不完全、需要继续成长，
而且它的成长需要你的帮助！

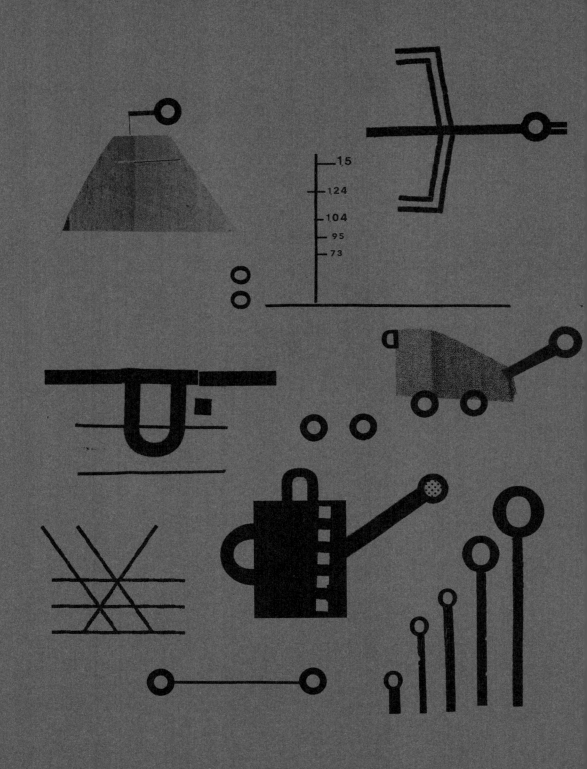

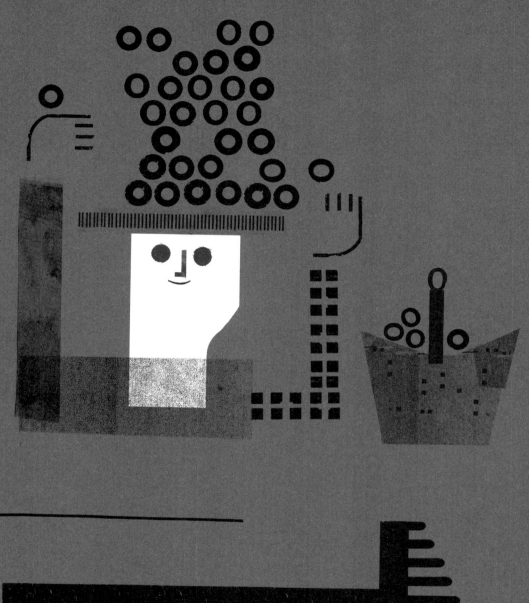
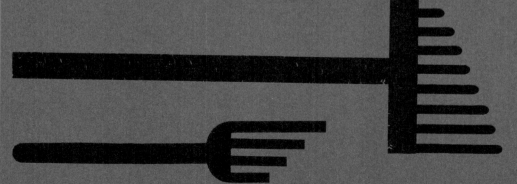

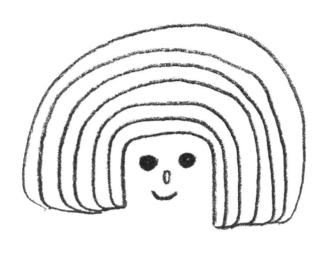

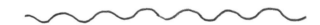

光速运转的大脑

从我们出生的那一刻起直到死亡，我们的大脑会经历巨大的变化。如果把这个变化过程当作一趟旅行的话，科学家目前只知道这趟旅行中的部分节点和冒险活动，但有一件事是肯定的：当我们从小孩到青少年，再到成年时，大脑一直在不断发展，其中每个阶段大脑的工作方式也各不相同。

准备好，我们将开始建造地球上最复杂的设备……

▶️ 出生前
（"开始的开始"）

    大脑的发育从胎儿还在母亲肚子里的时候就开始了，当胚胎16天大的时候，一个叫作神经管（1）的结构形成了。神经管的顶部区域（A）将形成大脑本身，这要归功于位于此处的干细胞[1]，它将制造数十亿个神经元和其他脑细胞；尾部区域（B）和（C），（B）将形成小脑，它负责协调我们的运动，（C）将形成脊髓，负责将神经冲动传递至全身。

    到第4周，神经元的形成可以达到令人眼花缭乱的速度：平均每分钟形成250,000个神经元。这种速度是所有冰激凌工厂的梦想！下一个任务：将神经元相互连接，使大脑开始工作。

    一直到胚胎形成的第24周，神经管都将继续分化以创建大脑的不同区域（2）。

---

1   可以转化成其他细胞的细胞。

一个神经元永远不会被打败

在大脑的建造过程中，神经元似乎携带着 GPS（全球卫星定位系统）和大脑这座大楼的详细施工图：一层接着一层，由内向外，形成像洋葱一样的、总共 6 层的大脑皮质。每个神经元都知道如何前往它的工作岗位。但它并不是独自前往，它们会搭上神经胶质细胞的便车，这些辅助细胞可以带领神经元快速到达工作岗位。如你所见，这里没有任何过程是随机的。每天都有数百万的细胞完成这样的旅行，就像迁徙一样。这是一场真正的奥德赛[1]！

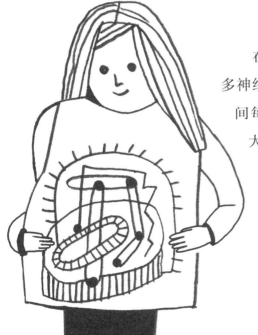

在胚胎形成的第 24 周，大脑已经有了很多神经元，大约 860 亿个，而且神经元彼此之间每秒会建立数百万个连接（突触）。这时大脑已经准备好运行我们作为人类特有的许多高级功能。

从这时起，为了建立更多的连接并让大脑持续健康发展，我们就需要去探索世界了，是时候呱呱坠地了……

---

1 odyssey，指长途冒险游历。——编注

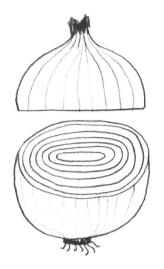

小挑战

昨天和今天

你还记得 6 岁时的感受吗？如果不记得，请找到那个时候的照片。看看它们能告诉你什么？你还记得那时面临的挑战吗？那时你在学什么？有什么困难？

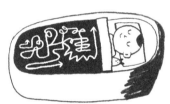

▶ 新生儿和婴幼儿时期
（"世界，我们来啦"）

出生后，大脑渴望捕捉和解释周围的一切。即便还在子宫里时，神经元就已经开始相互发送关于声音、触摸、动作的信息……现在想象一下来到外部世界以后吧！感觉器官全速工作，在新生儿的大脑里，神经元以疯狂的速度向彼此发送信息：它捕获感觉，发送通知，请求响应，接收响应，做出反应，学习，将信息存储在记忆中……哇哦！为了管理这繁忙、紧张的感官乐团，到 2 岁时，幼儿每秒钟可以产生约 200 万个新突触！在这个年龄段，他们的大脑中有高达上千亿个神经连接，数量几乎是成年人的两倍。这就是我们为什么会说儿童就像海绵一样在吸收周围世界……

神经元的电话通讯录

这使我想到这样一个问题：如果这样的话，为什么神经元间的通信不会陷入混乱呢？因为神经元非常清楚应该与其他哪些神经元建立突触而不是构建"所有人与所有人"的联系，它们的通讯录里只有数量较少（大约 1000 个）的神经元，这些神经元通常与其承担的功能相关，并和它们位于相同的大脑区域。

看看突触网络如何生长变化：

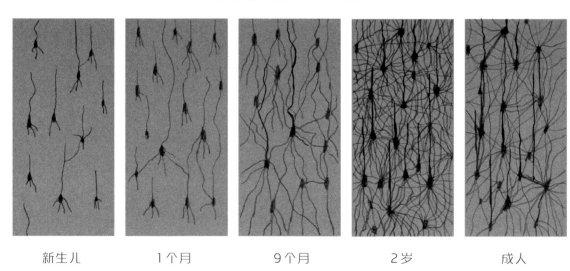

| 新生儿 | 1个月 | 9个月 | 2岁 | 成人 |

众所周知，儿童的大脑是基于从父母那里获得的基因而发展起来的，但更重要的是它后天的生活环境。重要的是你要玩，要尝试，要感受爱。因为这些刺激会使大脑的所有区域都能很好地生长。但是，所有这些都是如何发生的，科学家仍然不知道细节。

最好多用脑，否则你会失去它

到2—3岁时，人的大脑突触会比将来成年后保留下来的突触多得多。由于我们遗传的基因以及后天生活和学习环境的不同，每个人对大脑其中某些区域神经元的使用会多过其他区域。也就是说，在这个过程中，只有那些受到刺激和重复使用的神经元连接才能被保留下来。

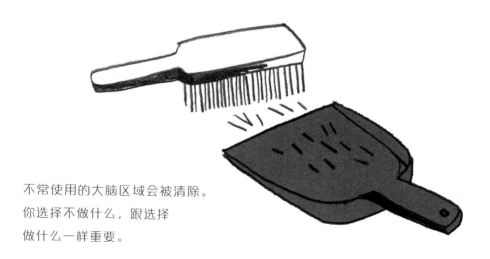

不常使用的大脑区域会被清除。
你选择不做什么，跟选择
做什么一样重要。

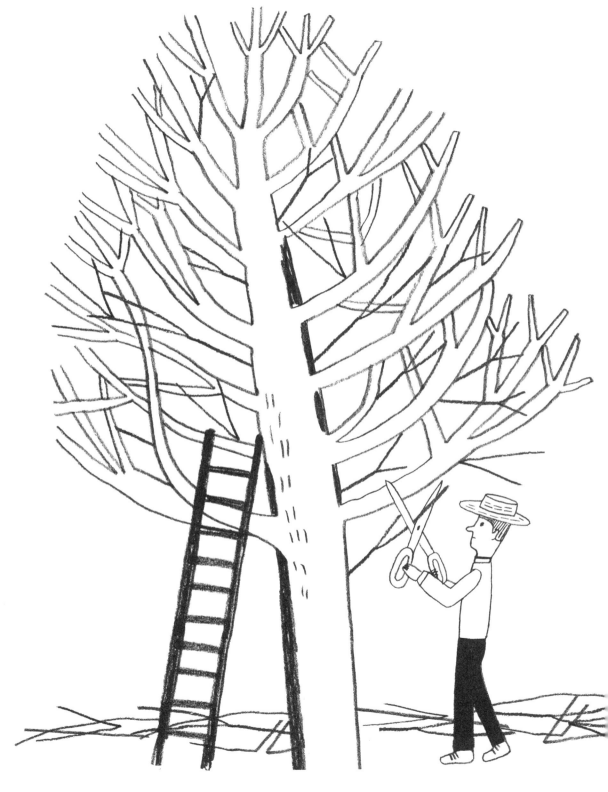

科学家称这种神经元通讯录清除为"突触修剪"，就像园丁修剪树木，使它长得更强壮和有型。这个过程将持续到青春期结束。请放心，并没有什么不好的事会发生在你的脑袋里，这只是一个自然的过程。大脑专注于最重要的事情，从而快速有效地运转。

你喜欢
跳嘻哈舞：

▼

几百万个
神经突触专注于此

你不喜欢
滑冰：

▼

很少的
神经突触专注于此

到10岁时，2岁时大脑中存在的大约50%的突触将被清除。大脑已经在准备成为一个专家型大脑了（注意力更集中，随时准备学习新事物……）。

▐▌ 青少年时期
（"躁动和发现的阶段"）

青少年时期是大脑发生变化的最后一个主要阶段。事实上，它被认为是大脑发育最重要的阶段之一，也是大脑最动荡不安的阶段。目标：为离开家庭去未知环境做准备。

> ## 我们何时走出青少年时期？
>
> 20 年前，人们都还认为大脑在婴幼儿末期就停止了成长。然而，多亏了磁共振技术，科学家得以更加深入地了解青少年的大脑，并认识到要到 20 岁以后大脑的发育才算结束。因此，今天科学家认为青少年时期在 24 岁时结束。这才是大呼"找到了！"的时刻。因为这时我们才理解为什么青少年的思考和行为会这么"不成熟"。

青少年总是想变得独立，打破规则，花更多时间试衣服、照镜子，然而却也不仅仅如此。青少年也开始形成自己的观点（而且通常与父母的观点相左），非常喜欢冒险（当然在父母看来就是犯傻），以及只想跟朋友们待在一起。他们的情绪如同坐上了过山车：时而爱时而恨，时而暴怒时而悲伤地把自己锁在卧室里。戏份只多不少，这是为什么呢？因为，虽然他们的大脑体积和质量已经和完全成型状态相差无几，但是还有一个部分没有发育完全，那就是位于额头里面的前额叶皮质[1]。

一个会走音的乐团

我们可以把青少年的大脑看作一个还不能百分之百协作的交响乐团。小提琴手拉着走音的调调，低音大号也发出严重不和谐的声音。

---

1 想了解更多，请参阅本书末尾的大脑地图。

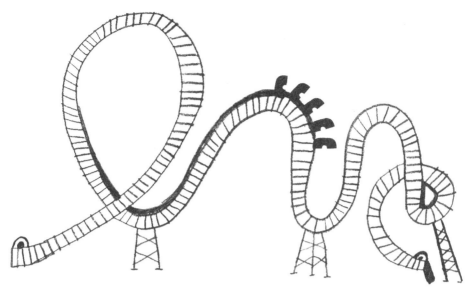

在铜管乐器组，小号好像在和大号激烈争论，而打击乐器也时不时地发出"咣当——"的噪声……另外，乐队指挥还迟到了！这里的乐队指挥就是前额叶皮质。大脑的这个部位在青少年时期才逐渐发育成熟，并带领我们成为成年人——有能力为自己的人生做决定的成年人。

前额叶皮质能做些什么？

前额叶皮质从大脑其他部位收集信息并进行管理。它负责抽象思维、情感、决策和道德感的形成，也负责规划我们明天的行程，当然几周以后的安排也靠它。前额叶皮质还帮助我们在困难情况下做判断，比如区分对与错、好与坏。本质上，它就是让我们成为自由、负责和独立的成年人的大脑区域。

青少年的大脑里在发生些什么

请想象一下修剪树木的园丁：从婴幼儿时期起，"修剪"就开始了，一直到青少年时期，"修剪"工作到了前额叶皮质——这个最新最复杂，且负责协调大脑各部位沟通的枢纽区域。也难怪青少年的想法和行为总是冲动又笨拙，因为他们的大脑正处在大施工阶段。

与此同时，海马体（记忆中心）与前额叶皮质也建立了最紧密的联系，以便于我们能基于已有的人生经验来更好地进行评估、决策和计划。

最后与前额叶皮质建立联系的大脑部位之一是杏仁核，一个负责处理各种情绪的关键部位。比如，它让我们理解沉默也可以是一种回答，每个人都有自己的想法，或者有时一个决定有正反两面，你必须深思熟虑做出最优的选择。

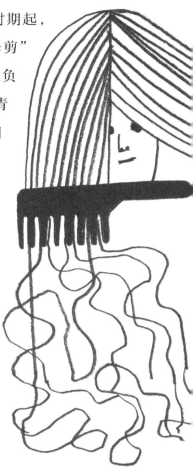

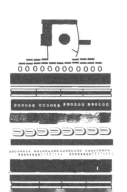

小挑战

你的爷爷曾经也是孙子

对话比你年长的人（祖父母、叔叔、阿姨等）。听他们讲讲他们的人生故事，他们的青春岁月。看看什么变了？什么没有变？

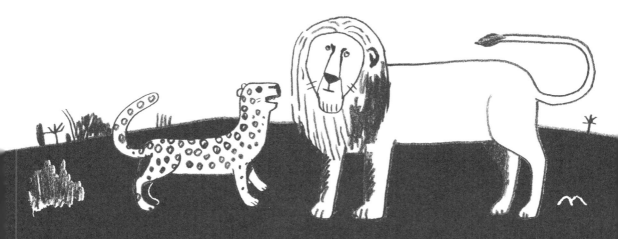

有风险，没有风险？去冒险！

　　青少年的大脑中有一个非常活跃的区域，那就是奖励系统——伏隔核。它负责寻找能给我们带来快乐并让我们感觉良好的东西。这就解释了为什么青少年喜欢新体验或做有风险的事情。比如，学会在栏杆上滑滑板然后向朋友炫耀，或者跑去听音乐而不准备考试（成年人有时也这样）。而同样也是在这个阶段，如果你没有被朋友邀请去参加聚会，你的世界就会好像要崩塌了，这个人生阶段就是这么戏剧！

　　青少年的奖励和娱乐中心过于活跃，与此同时，由于前额叶皮质尚未与该区域建立任何联系，因此大脑很难被说服去认识到活动（在栏杆上滑滑板）存在的危险或者认真学习准备考试的必要性。但必须要说的是，喜欢冒险并且想要发现新事物实际上是自然选择的结果（在动物王国这也很常见。科学家已经观察到幼豹会敢于挑战成年狮子），仿佛青少年正在跃跃欲试，准备"走出巢穴"，有一天成为独立的成年人。

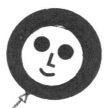

身体也会发生变化

不仅前额叶皮质给它的年轻主人带来了新的思考能力，激素也在快速地发挥作用：垂体释放的生长激素和性激素使男孩成为男人、女孩成为女人，这是一个伟大的（同时也是奇妙的）变化。性激素在大脑边缘系统中发挥作用，引发不同的情绪和兴奋状态。这个阶段充满令人极其兴奋的时刻：激情，激情！在这个阶段，我们的变化如此剧烈，以至于在20世纪初，一些科学家认为这个阶段是人的一次重生！

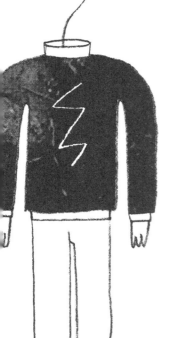

▶ 成年时期
（"大脑就是你想要的样子"）

成年人现在拥有发育完全的大脑！这意味着：大约860亿个神经元通过约600亿个突触连接大脑的所有区域（再数数600亿有多少个零：60,000,000,000）。前额叶皮质负责思想和情感，使我们有更强的思考能力（当然成年人有时也会犯傻）。

相比青少年时期，成年时期的大脑神经元网络更加复杂，大脑有更多的连接可以利用。并且，在髓鞘[1]的帮助下，神经连接之间的通信从未如此快速和高效。

---

1 富含脂质和蛋白质的物质，可保护神经元，使神经元之间的通信变快。

女士们，先生们：有请杂技演员 —— 大脑

成年人大脑的演化方式与他们所从事的工作有很大关系。大脑随时都可以学习，无论是舞蹈、语言还是新工作。我们的大脑是一个杂技演员，每个人都有责任去提高给大脑设置的各种挑战的难度。

事实上，大脑能够适应最令人难以置信的挑战！当大脑某个部位出现问题（大脑疾病或意外损伤）时，大脑能尽量让其他区域工作来代替受伤区域的工作。这个聪明的举动甚至有一个名字：大脑可塑性。这是科学家在不久前发现的大脑的神奇能力之一。

当我们还是孩子的时候，大脑的可塑性很强，比如孩子们似乎可以无止境地学习新事物。然而在我们的整个生命过程中，即使我们上了年纪，大脑仍然始终具有可塑性。科学家甚至认为，大脑的可塑性远远超过他们所发现的（我们将在"学习"一章中重新讨论这个主题）。

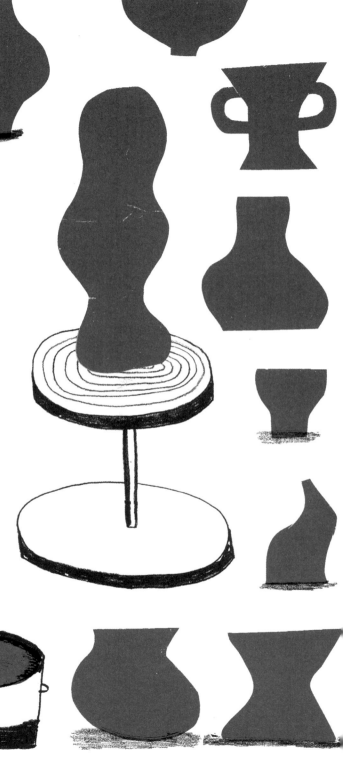

观察可塑性：

　　想象一下你用手指捏橡皮泥团，橡皮泥上会出现一个印记，这个印记可以保留或消失（只需重新揉捏橡皮泥）。你可以再次在橡皮泥上留下印记，并随心所欲地再次抹去这个印记。这都是因为橡皮泥是可塑的。大脑也是如此。大脑神经回路的工作原理与橡皮泥的可塑性相同：它能适应变化，重组自身以满足需求。

▶ 老年时期

（"智慧啊，别让我失忆了"）

在二十多岁大脑成熟后，大脑就开始衰老。但是注意，这个过程非常缓慢，而且几乎觉察不到，因为在变老之前，我们学到了大量新东西！

直到20世纪90年代，人们一直认为随着年龄的增长，神经元会数以百万计地死亡，形成新的神经回路会变得困难。但事实证明我们有足够多的神经元让大脑正常运转到生命结束。随着年龄的增长，新记忆的形成确实会变得更加困难，所以忘记眼镜落在哪里（尽管年轻人有时也会这样）是很常见的。为了探究失忆这个问题，人们详细研究了记忆如何存储在海马体中，并且已经发现，随着年龄的增长，海马体中有一种蛋白质会逐渐减少，使得新记忆的形成变得更加困难。与此同时，神经回路的信息传递速度会开始减慢，大脑需要更多的时间来做出反应。因此，对待老年人多点儿耐心非常重要。

大脑的建设永无止境，
即使随着我们不断变老，它也在不停地变化。
直到死去的那一天，我们都能够学习新的东西。

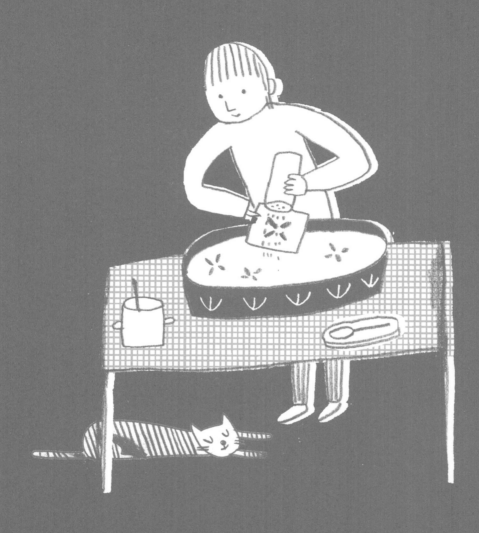

感 觉

在我们之外，只有物质和能量，没有声音、颜色或气味。
我们感知到的所有一切都是由我们的大脑
根据来自外部世界的刺激构建的。

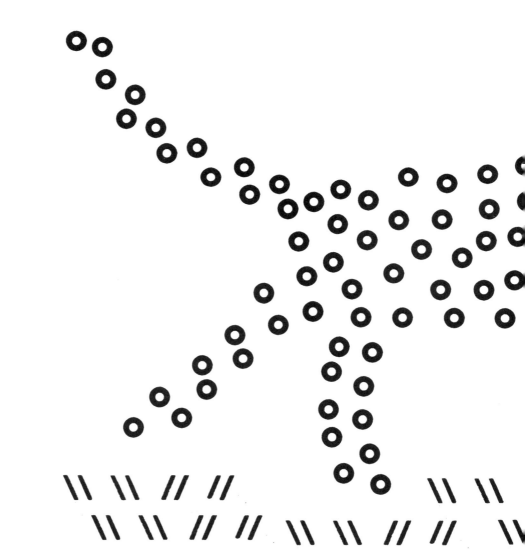

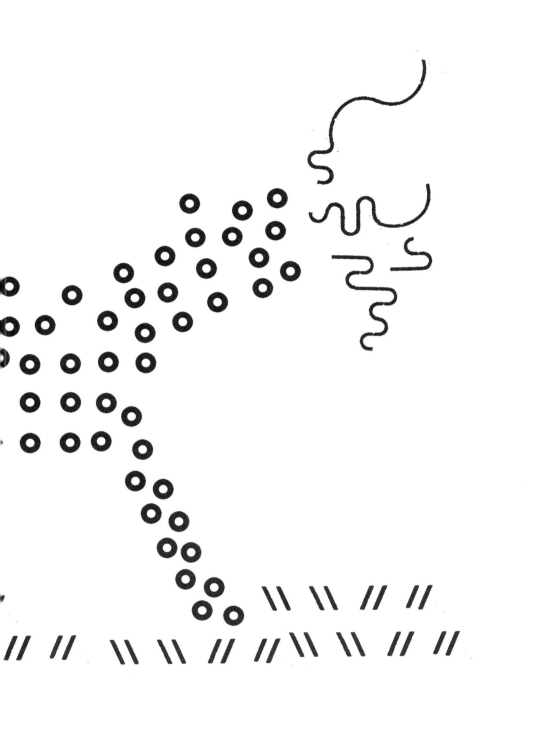

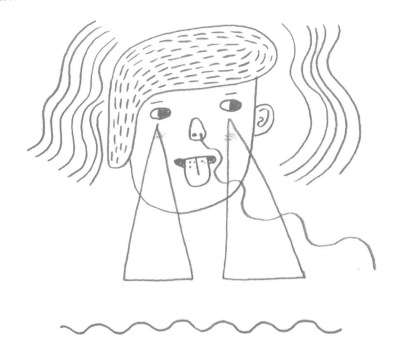

感官（多么带感！）

感官是我们与外部世界的唯一联系。通过倾听、触摸、观察、品尝和嗅闻等方式，我们交流、学习、了解世界和我们自己。感官传递给大脑的材料让我们赋予了世界意义。

是谁在感知：感官还是大脑

感官不断地接收外部世界的刺激：眼睛捕捉光线，鼻子嗅闻空气中的化学物质，耳朵接收声波，舌头品尝味道，皮肤感受触摸。而事实上，我们不是用感觉器官来感知的。

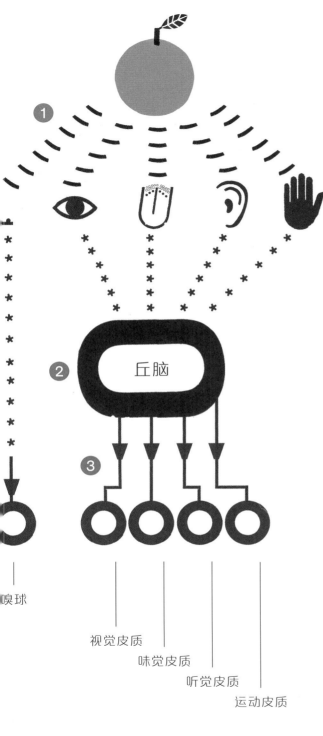

嗅球

视觉皮质

味觉皮质

听觉皮质

运动皮质

发生过程如下：

（1）通过感觉器官中特定的神经元，外部刺激会以电信号的形式被发送到大脑。

（2）除了嗅觉接收的刺激之外，其他所有刺激都会进入一个名为丘脑的区域，丘脑类似一种分配器，它将刺激分别发送到相应的大脑皮质区域：把声音发给听觉皮质，把图像发给视觉皮质等等。

（3）在这些大脑皮质区域中，电信号被解码并转换成感知：一种味道、一段旋律、一幅图像等等，直到此时我们才意识到这些外部刺激的意义！因此，实际上是我们的大脑而不是感官在感知外部刺激。所有这一切都以令人眩晕的速度进行：想想从你听到一个声音到大脑反应过来是一只狗在叫，这之间花了多长时间。

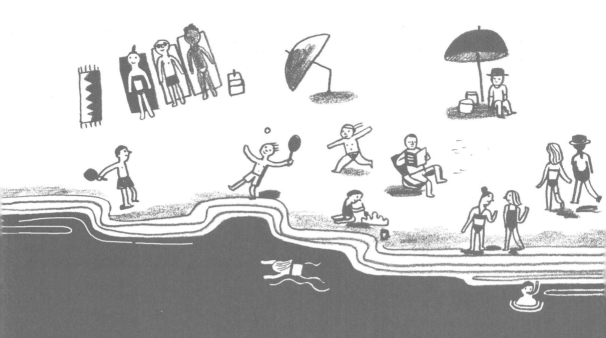

各种外界刺激为什么不会让我们陷入混乱？

感官不断地把外界刺激传递到我们的中央控制塔，我们的大脑本应该陷入一片混乱。但实际上并没有，证据就是我们能在嘈杂的咖啡馆里交谈，也能在人来人往的海滩上安静地阅读。那么此时发生了什么？有些感觉器官睡着了吗？不，我们的感觉器官总是时刻运行着，然而大脑可以进行过滤，使我们免于被已知信息打扰：想想冰箱的噪声，只用一小会儿我们就能适应这种声音；或衣服对身体的触碰，即使并非我们有意识地做决定，大脑也会选择忽略它们。这太不可思议了！

与此相反，我们却能感受到最细微的新鲜刺激：手臂的轻触，或者肉桂的微香。我们发展出这种选择性感觉功能是出于生存需要。在史前时期，如果听不到树丛中猛兽的声响，我们就会沦为它的晚餐……

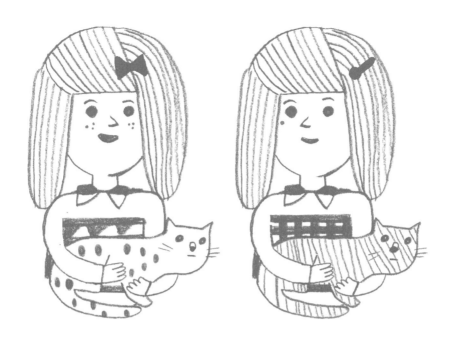

大脑善于感知差异和变化。大脑是一个喜欢惊喜的侦探！

协同工作的感觉器官

  每个感觉器官都有一个独立的系统，但大脑需要它们合作才能最完整地感知现实。例如，当你饿了并准备吃饭时，你有多少个感觉器官将参与到接下来的行为？不仅仅只有嗅觉哦！你的鼻子闻到了空气中食物的香味，眼睛看到了这道菜很开胃，听觉也参与了进来（脆皮食物的声音不是很诱人吗？），同时还有触觉。这些共同构成了你用餐经历的记忆，它会告诉你这顿饭是好是坏。这种感觉器官的协作发生在你每天所做的每件事上。

我可以帮忙！

当一种感觉器官由于疾病或意外事故丧失功能或不能正常工作时，大脑基于它的可塑性，会训练另一种感觉器官来做出更多的努力，以弥补缺陷。这一点适用于很多人，比如盲人通常有更好的听力。

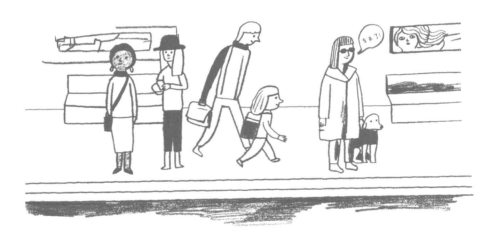

你以为你骗得了我

有时，在错综复杂的感觉之间，有些感觉会欺骗我们，让我们产生错觉。例如，当你看某人说话时，你的听觉和视觉会以一种相互配合的方式工作，你看到嘴唇的运动就会期望听到特定的声音。然而，我们可能被欺骗，就像我们在看配音的译制片时那样。

你知道视觉错觉吗？不要错过下一个挑战……

哪支铅笔更长，A 还是 B？仔细看看，如果不确定，可以用尺子量一量。

通感或感官入侵

　　最令人难以置信的感官交叉是所谓的通感（synesthesia），它源自希腊语，意思是共同感觉。对同一种感觉产生两种及以上的感知，称为通感。产生通感的人可能会看到与某些特定单词相关的颜色（例如，每周的每一天都有自己的颜色），听到与气味相关的声音，或闻到与触觉相关的气味。对于科学家来说，这种能力的起源尚不清楚。但对于有通感的人来说，因为他们已经习惯了，所以这个现象并不会让他们困惑。

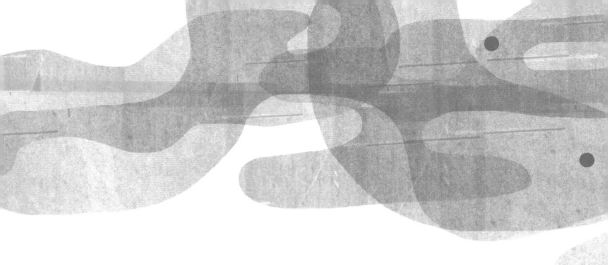

有一些著名的通感艺术家生活在人们对这种现象一无所知的时代。画家瓦西里·康定斯基（1866—1944年）将每种颜色与香气和音乐联系在一起。古典音乐作曲家弗朗茨·李斯特（1811—1886年）看到了音乐中的色彩。想象一下，当他第一次要求管弦乐队演奏"多一点的紫罗兰色，少一点蓝色"时，管弦乐手会感到多么困惑。

艺术中的通感

很多时候，即使没有通感，艺术家也会以一种非常有趣的方式探索感官间的连接。比如诗歌中的例子：

"我们仍将在克里特岛的坚硬光芒中重生"
——索菲娅·安德雷森（Sophia Andersen），
坚硬：触觉 | 光芒：视觉

"这是晚上，在温暖和沉默的蓝色之下"
——戈麦斯·莱亚尔（Gomes Leal），
蓝色：视觉 | 温暖：触觉 | 沉默：听觉

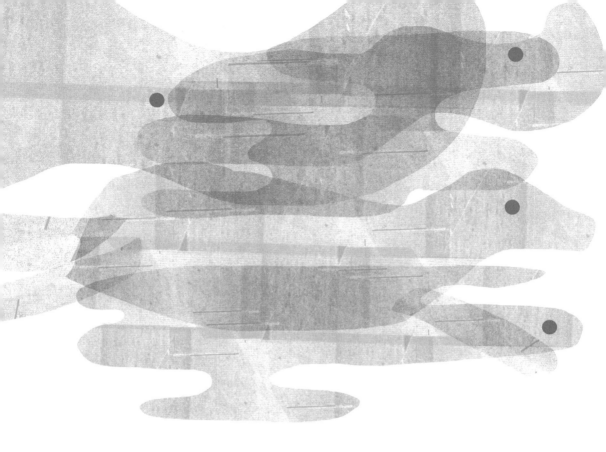

同样感觉，不同感受

由于我们通过大脑感受一切，同样的感觉可能在不同的时刻呈现出不同的体验。例如，在匆忙出门的一天，你可能忘记背上背包，你甚至都没有注意到背上没有重量。一顿饭可能给你无限快乐或对你来说无关紧要，这取决于你是否有朋友相伴。

你一定已经注意到感官的感知会因人而异：你在云中看出了一只河马，而你的朋友看出了大象；你喜欢草莓果冻，你的弟弟却难以忍受它的气味；某种类型的音乐对你很有吸引力，但对于你的父母来说，这可能是世界上最难听的声音……

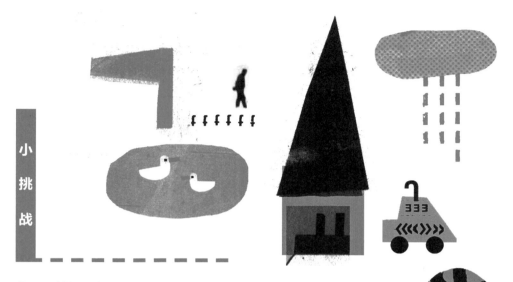

小
挑
战

你看到的跟我一样吗?

观察这些图像 5 秒钟,然后说说:

▶ 你先看到了什么。

▶ 你最喜欢什么,最不喜欢什么。

▶ 它唤起了你怎样的记忆。

请其他人也这样做,然后进行比较。很明显,每个人都会有不同的感受。

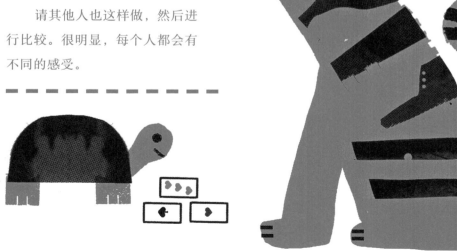

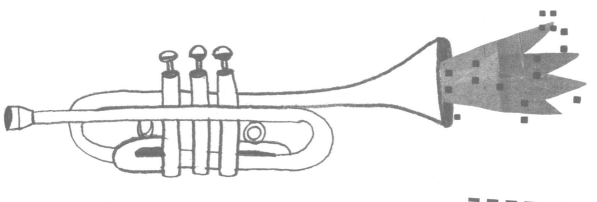

小号的声音是什么样子？

你是否注意到描述感觉（颜色、味道、声音等）是非常困难的一件事？想象一下，你必须用语言向外星人解释：

▶ 橙子的味道

▶ 绿色的颜色

▶ 小号的声音

真的只有五种感官吗

我们都知道感官有五种。然而，这是一个简化的表述，在两千多年前由希腊学者亚里士多德（前384—前322年）提出。事实上，我们还有其他的感觉系统：本体感受器告诉我们身体或身体的某些部位在空间的位置，使得我们能闭着眼睛擦鼻子或吃饭。还有其他感官让我们感受温度、湿度和疼痛，之前它们被归类为触觉，但有些专家认为这与触觉有所不同。

虽然，人们对这些问题没有达成共识，但我们可以得出这样一个确定的结论：我们是有多种感官的，不是只有五种！

其他感觉器官

　　我们对现实的体验是由感觉器官给出的。然而，还有更多的现实是我们的感官感受不到的。这就是为什么其他动物感受的世界可能与我们完全不同。这些感官可以使动物在自己的栖息地更好地生存。

　　看看这些神奇的感官：某些蛾类可以探测到 11 千米外潜在配偶的气味；老鼠可以用胡须探测并"看到"周围的物体；蝙蝠和海豚都可以通过回声定位确定物体的位置。

发送声波))))

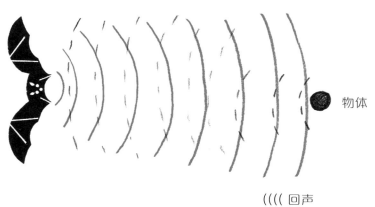

物体

((((回声

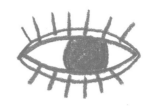

逐个认识感觉

▶ 视觉

　　我们从一个重要的感觉开始：视觉。三分之一的大脑皮质参与视觉的产生过程！大脑需要记录图像的大小、颜色（大脑可以捕捉约 1000 万种不同的颜色）、形状、运动以及空间位置，所有这一切同时发生！与其他感觉相比，视觉提供了最详细的信息。每当眼睛（1）看到一幅图像时，就像现在你正在阅读一样，视神经（2）开始行动并将信息传递到大脑后部的视觉皮质（4），在此期间，信息会经过丘脑（3），之后进入最后的信息处理中心。

　　视觉是在大脑中经历最漫长旅程的感觉！这也许是因为在进入最后的信息处理中心之前，有太多的视觉信息需要在沿途进行处理。

　　人体捕获的所有视觉信息经过处理最终在视觉皮质（4）中形成了图像。因此我们应该说：仔细看，用大脑看！

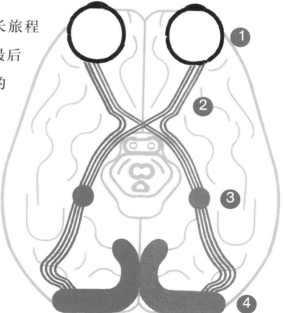

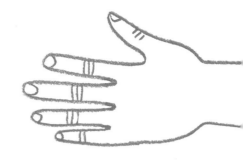

▶ 触觉

　　人类的触觉有着悠久的历史。对于我们的祖先灵长类动物来说，触摸是一种拉近关系的重要方式。当我们彼此拥抱时，我们同时也在交流、传递感情，这可以使我们感觉良好并且放松，也许这就是为什么触摸对人类来说很重要。毕竟谁会拒绝朋友的拥抱或头部按摩呢？

　　触觉是唯一一种感受器分布全身的感觉系统，它使我们能够分辨皮肤接触到的物体的形状、大小和质地。触觉也被认为是能让我们做出最本能反应的感觉之一。注意：当你触摸某些东西时，你会立即知道你是否喜欢它。

　　手特别是指尖，以及嘴唇、眼睛比身体的其他区域有着更多的触觉感受器，因此对触摸和疼痛更敏感。你是否注意到同样的小伤口，手指上的总是比腿部的更疼？这并非偶然。我们在生存过程中需要大量使用手，灵敏的触觉是为了更好地保护它。

如果身体不同部位的大小由所包含的神经末梢的数量决定，那这就是我们的样子。这个由科学家怀尔德·潘菲尔德创建的图被称为"潘菲尔德的小矮人"。

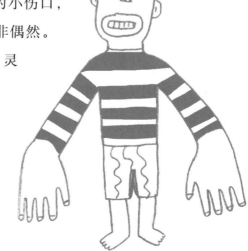

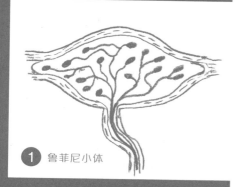

1 鲁菲尼小体

帕西尼氏小体

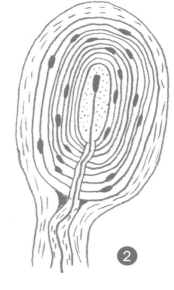

2

游离神经末梢

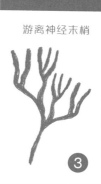

3

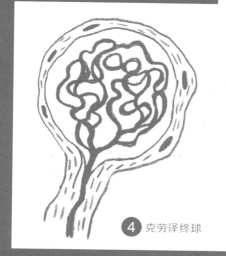

4 克劳泽终球

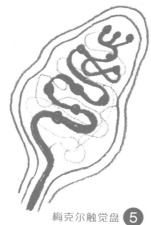

梅克尔触觉盘 5

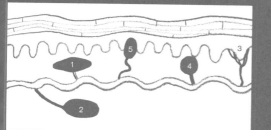

你知道在我们的指尖有不同类型的感受器吗？有些用来感受热（1）；有些与本体感觉有关（2）；有些用来感受疼痛（3）；有些用来感受冷（4）；有些用来感受压力（5）。

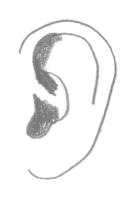

▶ 听觉

当声音进入耳朵时，正如我们所知道的，声音并不是声音，而是振动的空气。振动的声波以 1217 千米 / 小时的速度进入中耳，也就是说，它比飞机还快！在那里，微小的毛细胞捕获不同频率的声音[1]，将声波的振动转换成电信号并发送给听觉神经。

在位于耳朵上方的听觉皮质中，大脑将电信号转换成声音（音乐、噪声、语音等）。它还告诉我们音量的高低、声音的频率、传来的方向（这就是我们有两只耳朵的原因）。外耳道和耳廓在声源定位中起重要作用，两者合称为外耳，它们有助于反射声波并将声波引导到耳道中。

我们如何在一个响亮的背景音乐下或救护车的警笛声里分辨出说话声？大脑可以根据声音的组成成分（音色和频率）分辨各种声音，这样我们就可以在噪声和音乐中识别出说话声了。此外，大脑还拥有自己的音量系统，当我们身处一个非常嘈杂的地方时，大脑会本能地让我们大声说话。

---

1 声音的频率是指单位时间内声波的数量，也称为每秒周期数或赫兹（Hz）。

声波的力量

你知道声音可以让物体悬停在空中吗？不，这可不是幻觉艺术的伎俩。让多个特定频率的声波在特定位置交汇，就可以产生足够支撑小型物体（水滴、螺钉、3 毫米长的木头等）的悬浮力。预计在未来人们能实现对较大物体的悬浮，目前悬浮滑板已经处于测试阶段了。

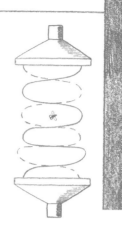

太空，我来了！

这次旅行不会真的带你到外太空，那个地球大气层以外的空间，但会让你对身边的空间有不一样的感知（有可能在旅行结束时你会觉得是刚从外太空回来了）。

这个实验需要两个人，其中一人闭上眼睛，等着被引导；另一个人睁大眼睛，扮演引导者的角色。两个人之间只通过小指尖的触碰联系。试试看：当你是闭眼的一方时，会有怎样的发现？

小
挑
战

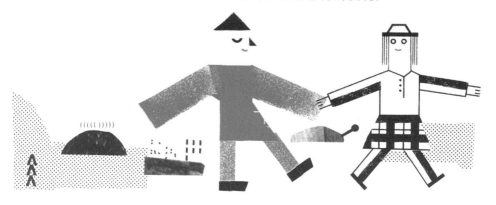

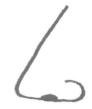

嗅觉

嗅觉是我们的动物祖先最先演化出的感觉，但与其他感官能力相反，我们的嗅觉在演化过程中似乎在退化。是这样吗？最近的研究表明，我们曾经能够区分至少10亿种气味，而到了100年前我们只能区分1万种气味。虽然这样，我们还是有一个敏锐的鼻子。

在鼻子内有一块邮票大小的区域，它负责检测气味，被称为嗅觉上皮（气味感受器所在的位置），然后气味感受器感受到的气味信息会被送到大脑内部的嗅球。嗅球靠近负责记忆的大脑区域，所以嗅觉是与我们的过往经历结合最紧密的感觉之一。

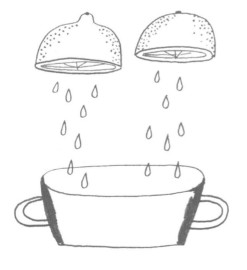

吸气

当两种不同的气味混合在一起时，我们仍能分辨它们吗？你可以混合等量的两种果汁进行实验，例如橙汁和柠檬汁。把这两种果汁混合，然后吸气闻一闻：这两种味道都还在吗？

小挑战

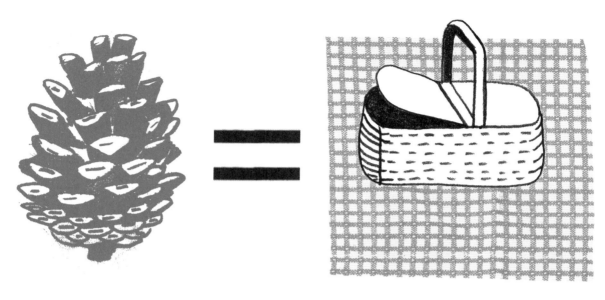

你注意到了吗？童年的记忆往往与气味密切相关：
祖父母房子的味道、香水的味道……有时一丝轻
微的气味就能让我们穿越时空，置身300千米以
外的地方，或回到9年前的某一天……

如果你喜欢美食，就得感谢你的嗅觉

　　嗅觉会影响你感受食物的味道。在咀嚼时捏住鼻子，你会发现
你可以继续品尝到味道（甜、咸、苦、酸等），但你闻不到食物的
香气。这就是为什么当我们鼻塞时，我们会觉得食物没什么味道。

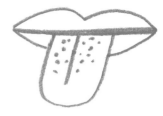

▶ 味觉

从演化的初始，味觉就与我们的生存直接相关，它提醒我们吃有毒或变质食物的危险性以及吃健康食物的必要性。

例如，我们对甜味和咸味食物的喜好并非偶然，这是因为它们能满足我们对碳水化合物和矿物质的需求。

我们的嘴里有成千上万个味蕾，它们位于舌头、口腔上部和喉咙，它们品尝各种化学物质的酸味、甜味、苦味和咸味。最近有来自日本的研究员鉴定出第五种味道——鲜味（umami），它在日语中的意思是"美味"。

什么是鲜味？

但是鲜味是什么样的味道呢？这是一个很好的问题，甚至科学家也在试图了解。鲜味是一种基于谷氨酸[1]的味道，谷氨酸是一种天然物质，存在于鱼、肉、菠菜、蘑菇或成熟的西红柿中，可刺激味蕾，有助于改善食物的整体味道。有些人将其描述为肉汤的味道，它使我们分泌唾液，并在口腔中产生天鹅绒般柔软的感觉。

---

1 注意，一些食物含有人工谷氨酸钠，这是一种过量食用可能有害的添加剂。

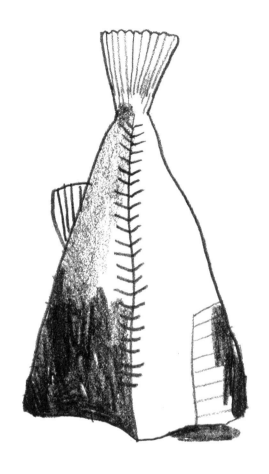

有人觉得咸，有人觉得淡

　　同样的食物可能给不同的人带来不同的味觉感受，因为感知取决于每个人的个人经历，以及我们吃饭的环境。每种文化的饮食习惯和我们成长环境的生活习俗决定了我们的许多偏好（这个过程从胎儿时期就开始了！）。口味是可以被逐渐改变的，这是味觉的一个很大的优势，因此我们可以在世界上任何地方生存，即便远离家乡的食物或外婆烧的菜……

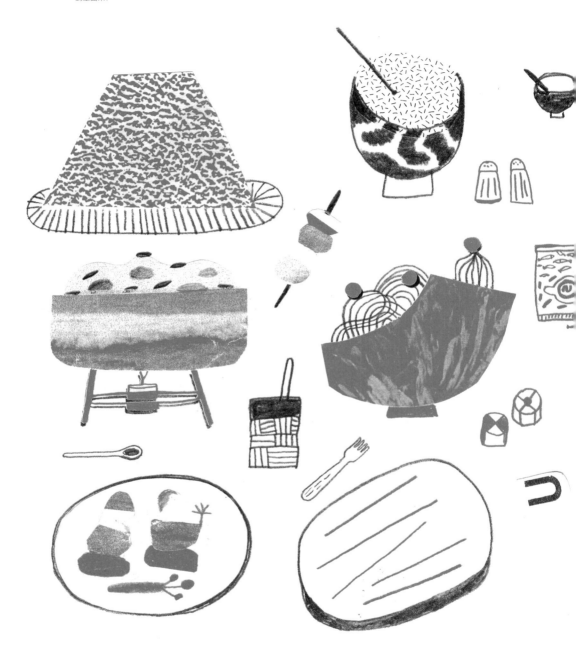

你是谁、你的知识、你的经历、你的感受会影响你对世界的看法。

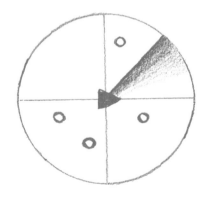

▐▶ 本体感觉

我们身体的各个组成部分在一定程度上由它们之间以及它们在空间中的相对距离定义。在不使用视觉的情况下感知我们在空间的位置的能力被称为本体感觉（proprioception），这个词源自拉丁语，意思是对自己的感知。与其他感觉不同，本体感觉没有一个专属的大脑区域，甚至也没有专属的器官，因此科学家在将它列入感官之前有过很多争论。

如果我们走在崎岖的山路上，我们的腿和脚可以适应路面小心行走。为什么呢？因为位于肌肉、肌腱、韧带和关节（一些科学家认为还包括皮肤）中的特定神经递质可以让我们接收关于身体姿势和移动的信息。因此我们可以知道自己是什么姿势，处于什么位置，或者我们是否正在移动以及以何种方式移动。

事实上，本体感觉是一种本能，它让我们能够在黑暗中下楼梯或拍手。因此对于舞蹈家来说，本体感觉尤为不可或缺！

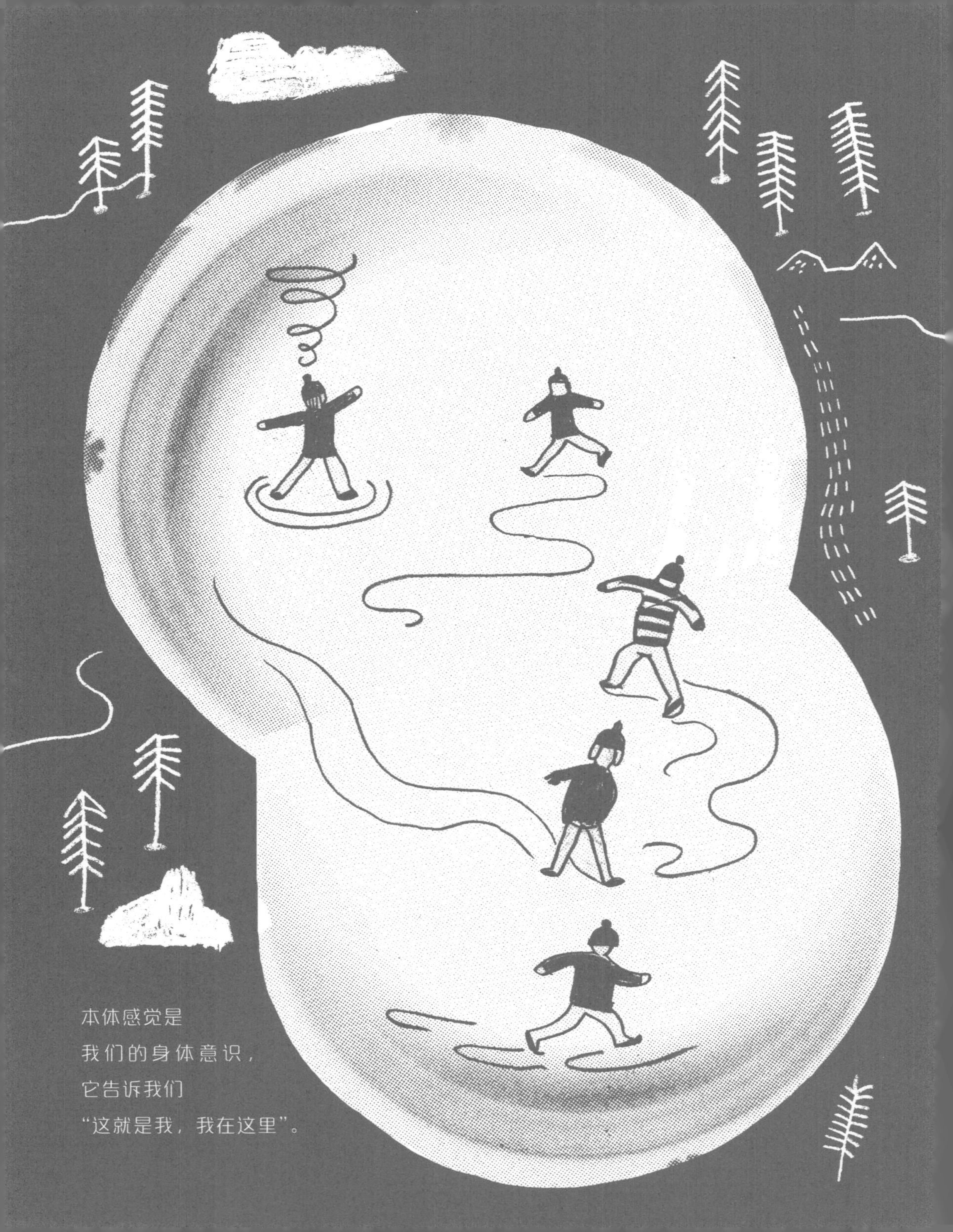

本体感觉是
我们的身体意识，
它告诉我们
"这就是我，我在这里"。

比看起来更难?

　　为了理解本体感觉对你有多大的帮助,做一下这个实验:在你的头顶触碰两个食指的指尖,眼睛不要看。你能做到吗?

感官可以给你提供工作

　　你是在电梯里闻出香水味的高手吗?或者你能尝出细微的孜然味道?或许有一天,你的感官可以给你一份职业。感官专家有很多种:如果你有极好的嗅觉,你可以成为香水制造师、侍酒师(葡萄酒鉴赏家)或芳香疗法师;如果你有极好的味蕾,你可以成为一名厨师或美食评论家;如果你的触觉很灵敏,你可以成为按摩师或纺织品设计师。

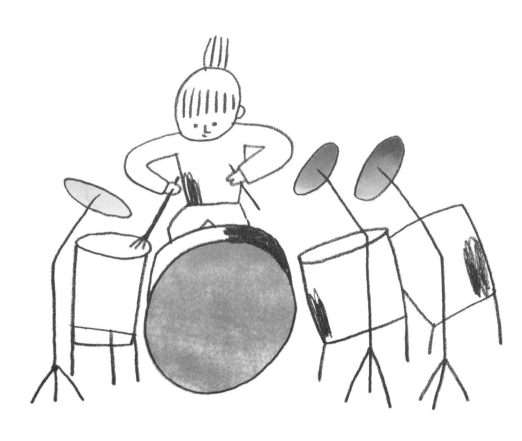

学 习

大脑的主要任务：不断学习。

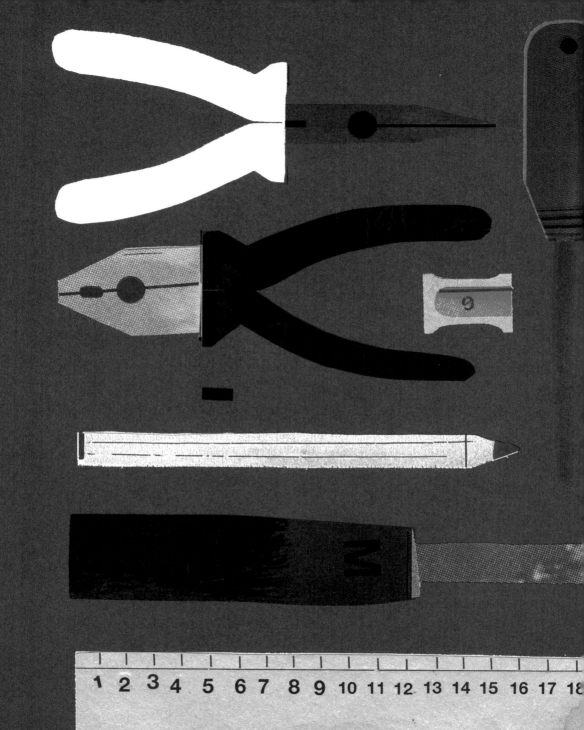

1 2 3 4 5 6 7 8 9 10 11 12 13 14 15 16 17 18

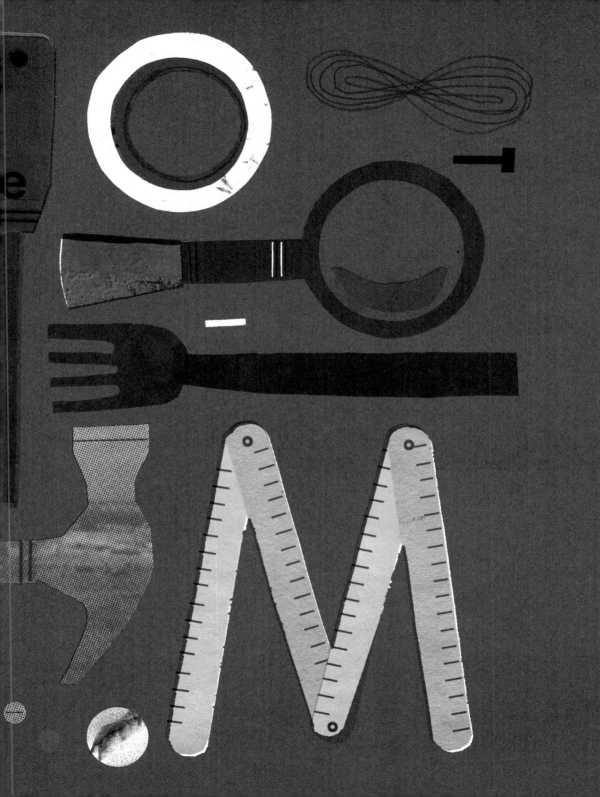

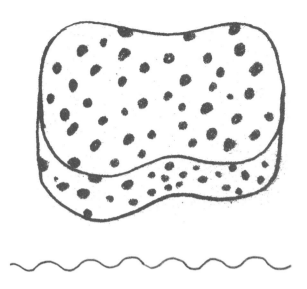

当我们学习时，我们也在记忆

以下活动有什么共同之处?

a）创作歌曲

b）制作炒鸡蛋

c）计算平行六面体的表面积

d）下棋

众多我们可能会感兴趣的答案中包括：所有这些活动都涉及学习和记忆。注意，不是去记忆无关紧要的细节，而是去记忆其中的动作、逻辑、我们内心的感悟等等，以便它们变成我们以后用得上的知识。

即使你没有刻意去记，但无论你做任何事情都会涉及记忆。无论是写信还是梳头，你都会参考过往积累的信息，这能帮助你继续学习。

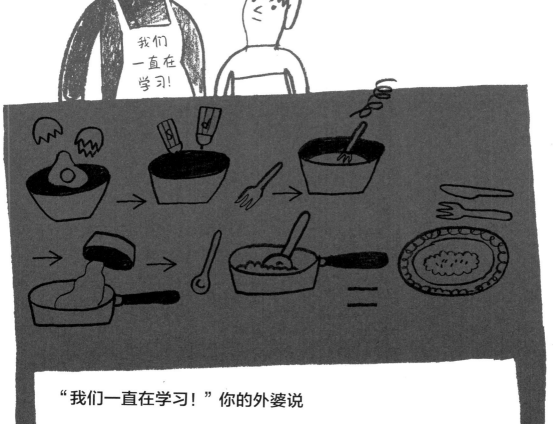

"我们一直在学习!" 你的外婆说

科学家完全赞同这个说法!

有时候我们会学得很吃力,甚至感觉"我怎么都学不会"(请坚持不懈,直到掌握)。我们经常在自己意识不到的情况下学习,比如学习母语、骑自行车或者使用电脑。给予和接受关爱的能力也是通过学习获得的,只不过是通过不同的方式。所以,无论如何,你的外婆是对的:我们一直在学习。就像我们现在正在写这本书,而你正在阅读它。

但是我们怎么学习

当我们学习时，神经元之间会反复产生神经冲动。通过这种重复，并且在髓鞘层（保护神经纤维并使神经元之间的通信加快的物质）的帮助下，神经元之间的突触连接得到加强。为了能更好地理解，你可以把它想象成上学的路线：第一天去上学时，你的各种感官保持高度警惕，你仔细看街道的名字，认真判断应该是左转还是右转。

随着时间的推移，你已经无数次地走过这段路程，现在你已经对它很熟悉了，你甚至可以闭着眼睛走到学校。这就是因为参与这个过程的神经元间的连接变得活跃。神经元之间的路径，以及通往学校的路径，被记录下来并且能被轻松地查阅。

你有没有注意到，当你在学习时，你会调用记忆中的东西？重新走在上学路上，你的大脑中已经储存了很多信息：什么是"左"和"右"，汽车的声音或交通信号灯颜色的含义。因此，学习的过程既是在神经元之间形成新的突触，也是激活记忆中的其他突触的过程。

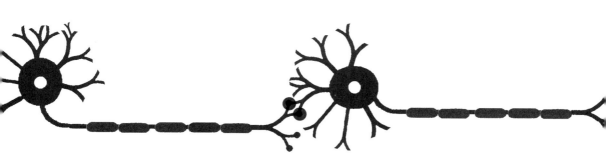

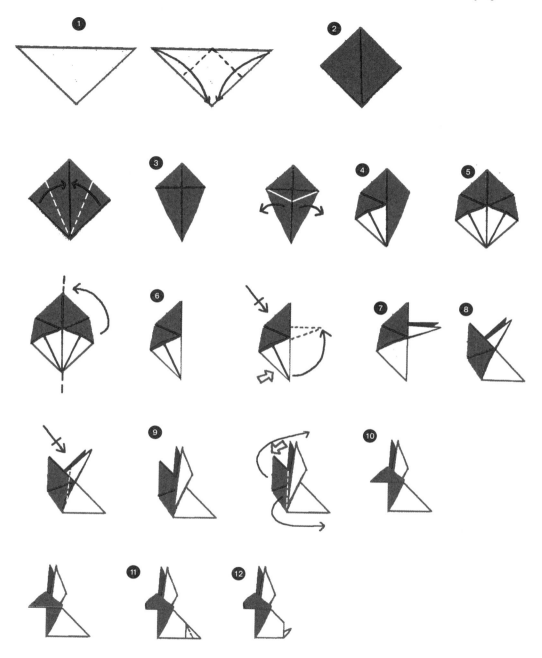

练习可以增强你的神经元网络。如果你想做得更好，请多多练习。

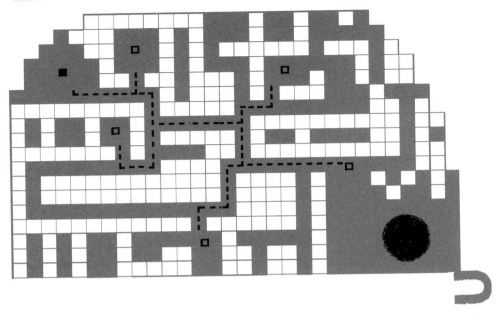

世界上最完美的GPS（全球卫星定位系统）

在从家走去上学的路上，你的方向感就是一幅内部地图。科学家最近发现了负责在空间定位的是网格细胞（位于海马体下方）和位置细胞（位于海马体内）。想象一张网格表：网格细胞形成网格状地图，位置细胞是标记在此地图上的点，告诉你自身的位置，来自何处以及要去的地方。当我们记忆路径或学习新路径时，这些单元格会不断被调整。一个真正的感官坐标GPS！

"玩耍也是学习"
（现在是你的爷爷说的）

　　世界上最美妙的事情之一就是玩耍（在任何年龄都是！），玩的同时我们也能学到很多东西！科学家对此深信不疑，并且把它当成了一个严肃的问题进行研究。看看他们发现了什么……

　　当我们玩耍时，大脑的很多功能都会被激活，记忆就是其中之一。我们已经知道，记忆能力对于学习是必不可少的。你有没有想过为什么学校有课间休息？这是为了让你的大脑和身体玩耍一下。休息能给大脑充充电，以便更好地集中注意力来学习。捉迷藏、拼图、讲笑话……根据你选择的游戏的不同，不同的能力会得到锻炼。比如在游戏过程中你可能学会了解自己的身体、解决问题或改善表达能力。当我们玩的时候，还有一件重要的事情发生：我们学会了更好地管理情绪。你注意到了吗？当你在游戏中获胜时会很快乐，但你同时也要学会面对失败。

　　此外，学习本身也可以成为游戏：你可能已经发现做数学题也是一种游戏，或者在读剧本时用不同声音演绎和感受其中的各种角色，也是一种游戏。

你掌握的一切都开始变得自动化而且下意识。例如，洗澡时你不用思考怎么洗。通过创建自动操作，大脑可以让你自由地完成其他任务（比如当你洗头时，你可以计划一天的安排）。

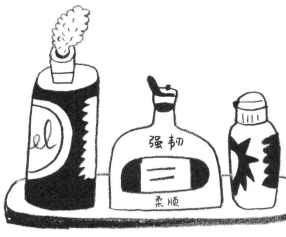

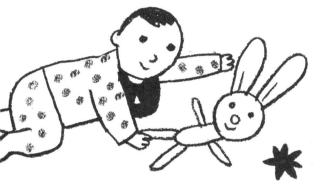

婴儿一直在玩耍。拉，推，打开，关闭，以获得外界的回应，更好地了解空间和物体。

好奇心：学习的最佳导火线

我们天生好奇。我们一学会说话就开始问各种问题，这并非偶然。当我们对一个主题感到好奇时，我们也能更好地学习它。假设你对萤火虫（一种体内带有发光器的动物！）很着迷，那么当你看到以下两条消息：一条是关于一种发光比普通萤火虫更亮的大型萤火虫的发现，另一条是关于一种日本海藻的繁殖。你想先读哪条消息？正是好奇心激起了这种热情！

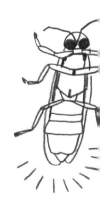

科学家希望研究当我们渴望知识时大脑内部在发生什

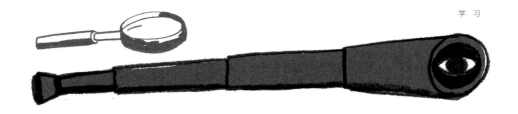

么。他们聚集一些人做了以下实验：向被试提出一些他们感兴趣的问题，并告诉他们答案将在14秒后给出，然后观察这段时间内他们大脑的变化。科学家发现此时被试大脑中的奖赏中枢（使我们快乐）和海马体（处理新记忆的区域之一）的活动增强了。此外，这两个区域的交流也增多了，好像奖赏中枢在对海马体说："准备好，你喜欢的消息来了！"而且即使一天过去后，被试仍能很清楚地记得答案……

好奇心很容易被唤起（或杀死）

你一定有过被剧透电影结局或者体育比赛结果的经历，你肯定会狂怒，因为你的好奇心被激起了，最终却无法满足。如果有人提前向你透露你正在读的书的结局你会怎样？你也会很生气，因为你所有的热情瞬间都消失了（甚至可能对整本书都失去了兴趣）。在这种情况下，好奇心被谋杀了（听起来还挺像一个侦探故事）。好奇心可以带来高剂量的多巴胺（传递快乐的神经递质），这么说来，剧透者被称为"破坏者（spoiler）"就很有道理了。

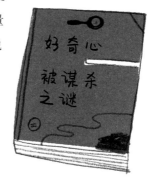

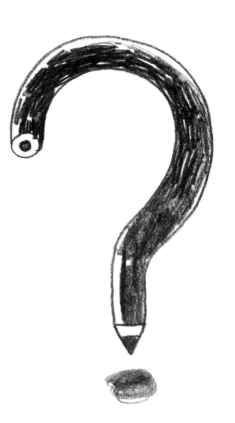

所有的问题都有答案吗？

好奇心坚定地认为所有的问题都有答案，否则它就不会起作用了。

列出一个让你好奇却不知道答案的问题清单，然后想想：谁能回答这些问题？一本书，互联网，某个特定的人，还是你自己（想了很多次，或许内心深处已经有线索了）？

你已经掌握了吗

把你的大脑想象成一个工具箱（当然它非常复杂）。当你开始学习骑自行车这样的新技能时，你的大脑将会使用许多新工具，学着尝试靠两个轮子保持平衡，向前看，抓住把手，观察交通，踩踏板（这一切在没有车和行人的路上学是最好的）。经过一定时间的训练，神经元之间的联系变得更强大更持久，并且有趣的是，当你掌握了骑自行车之后，你就不必再想着它了。有个说法就是"这就像骑自行车，学会了就永远不会忘记"（我们稍后会解释原因）。

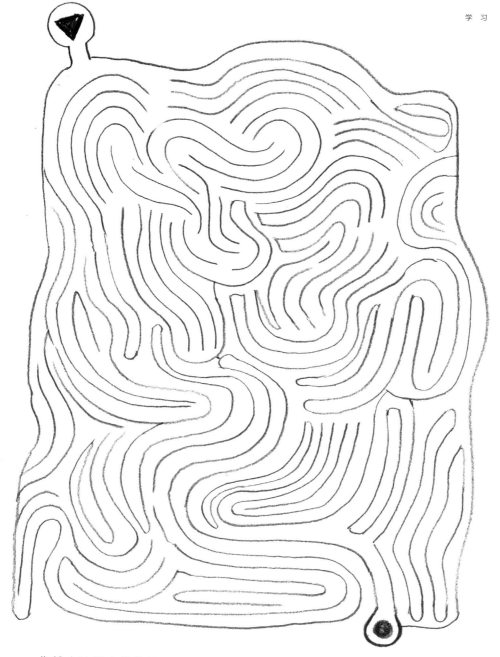

你给大脑带来的挑战越多，你学到的就越多。

你学到的越多，遇到问题就能解决得越好。

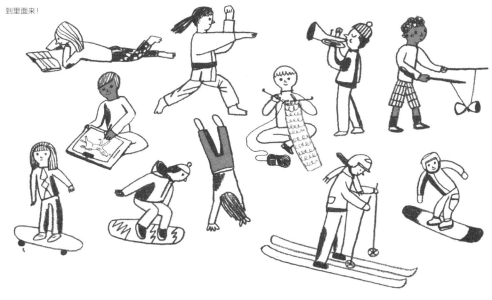

想得越多学得越少（是这样吗？）

当然不是，但在某些情况下是的。你知道前额叶皮质对于复杂的任务（几何公式、未来的计划等）是有用的，但是在学习更简单的任务时最好让它保持安静……最近的一项研究证明了这一点。一群成年人被要求学习一个非常简单的游戏。结果令人惊讶：对参与者的大脑图像的观察表明，那些学得最快的人是使用前额叶皮质最少的人！也就是说，学得最快的是那些没有使学习变得复杂的人，例如，做决定时不会犹豫不决的人。这就是为什么有时我们会说：不要多想，直接去做！这项研究揭示了另一个重要的结论：由于儿童和青少年的前额叶皮质还没有发育完全，他们在学习许多东西时较成年人有很大的优势，比如玩倒立或演奏乐器。

你们1比0领先！

睡眠对此很有帮助

我们人生三分之一的时间都在睡觉，中断了与外界的联系。看起来很长的一段时间我们都没有做任何事……但并非如此。当我们躺在摩尔甫斯[1]的怀抱时，大脑其实是活跃的，只是我们仍然不知道它具体在做什么。有一个理论是，大脑在整理当天活动的所有拼图碎片。有时我们甚至会有睡眠问题！曾经在你身上发生过吗？

大脑有两种模式：

❯ 在"清醒"模式中，我们的感官总是在向大脑发送信息。我们积极地学习、体验、感知周围的世界。

❯ 在"睡眠"模式中，感官关闭或至少休眠。人们认为此时大脑正在处理清醒模式时进入的所有信息，以便安排和存储它们。

睡眠是大脑的清洁工。它把分散的信息收拾整齐，放在正确的壁橱，把没用的东西扔到垃圾桶。因为对于进入大脑的所有信息，大脑不会全部存储，因此进行选择和清理非常重要。

当你不睡觉或睡眠不足时，大脑会更难思考和记忆所学到的东西。所以，当你第二天有考试时，你当晚最好睡个好觉以便大脑巩固所学的知识。

1　希腊神话中的梦神。

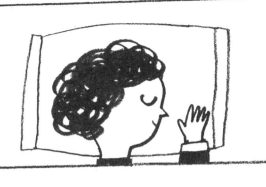
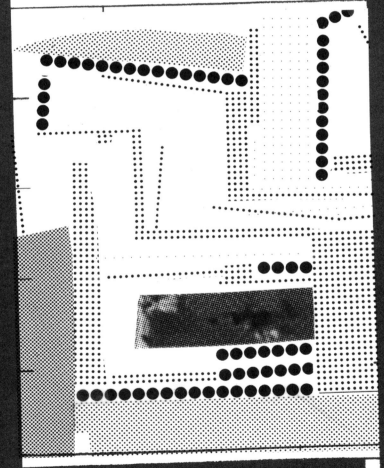
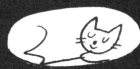
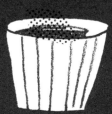

鲸和海豚演化出了一个非常实用的休息系统：大脑的一个半球休息而另一个保持清醒。通过这种方式，它们可以在一部分大脑休息的时候，升到水面呼吸并随时对周围的环境做出反应。要是我们也能这样休息就好了！（这是因为这些动物不能自动呼吸，也就是说，它们必须有意识地呼吸，否则就会死亡。）

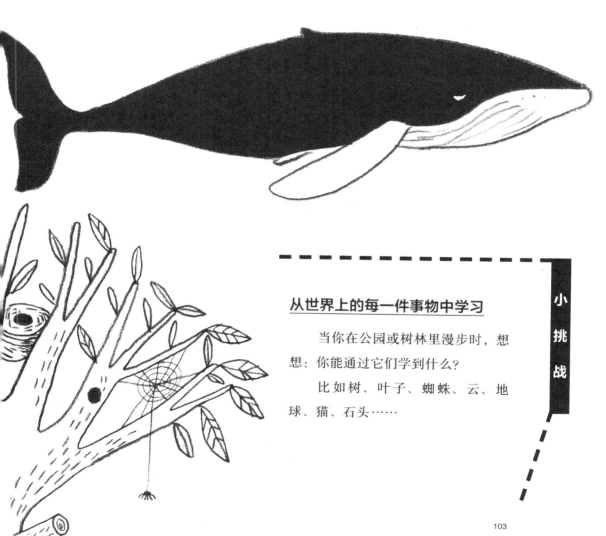

从世界上的每一件事物中学习

　　当你在公园或树林里漫步时，想想：你能通过它们学到什么？

　　比如树、叶子、蜘蛛、云、地球、猫、石头……

小挑战

学习一门语言

从大脑的角度来看，掌握一门语言是一件特别了不起的事。为了学会说某种语言，我们必须置身于该语种的语言环境，而且我们必须在大约 8 岁以前学会说话，否则大脑将不知道如何使用负责语言的区域。也就是说，就像学习一切事物一样，我们需要刺激大脑。大脑左半球是语言专家。以下是说话涉及的区域：

1. 朋友问你一个问题（**A**）。然后呢？

2. 你听到了这个的问题：激活负责聆听语言的区域（**B**）。

3. 你理解这个问题（希望如此）：并激活专用于理解语言的区域（**C**）。

4. 思考答案并回答（**D**）：激活负责说话的区域（**E**）。

5. 回答（**F**）。

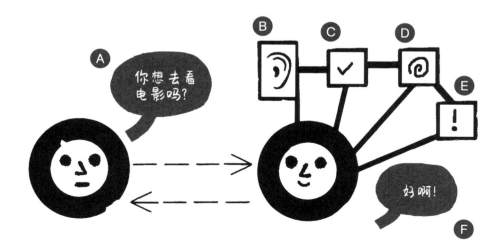

看，读

组合这些字母，你可以在 2 分钟时间内组出多少个单词（不需要使用全部字母）？*

O R E T A M P

学习阅读

阅读是大脑最复杂的任务之一：科学家仍在试图破译阅读行为，但他们已经知道这涉及大脑的17个区域！其中包括：

❭ **视觉**，　解码文字（或触觉，比如盲人感受凸点符号）；

❭ **听觉**，　因为每个文字都有相应的声音；

❭ **记忆**，　提醒我们每个字的意义；

❭ **逻辑**，　赋予每个句子意义。

大脑主导阅读，一旦你掌握了如何阅读，你就可以毫不费力地阅读，而且你脑中会发生许多不可思议的事情。当你阅读时，你打开了通向其他世界甚至其他人的大门。它让我们进入了作者的大脑，也进入了这些作家创作的角色的大脑。当你查询地图、阅读游记，还有现在阅读这本书的时候，你也打开了知识的大门。

探索世界的人

*我们能组合出超过70个单词，当然，用时超过两分钟……

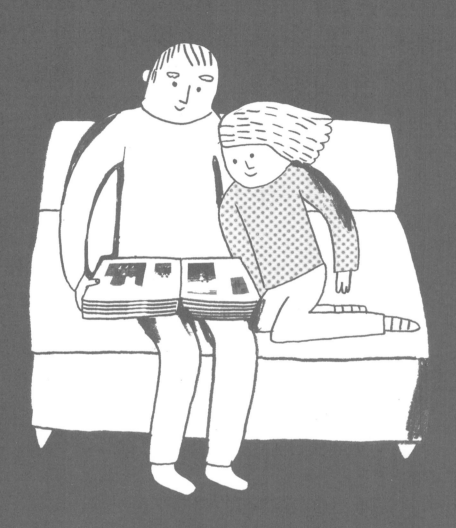

记 忆

我们只能基于过去的回忆想象未来。
我们期待假期，
因为我们有对假期的记忆。

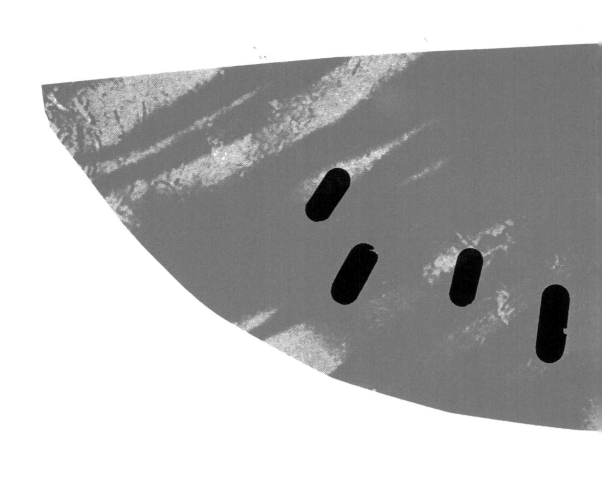

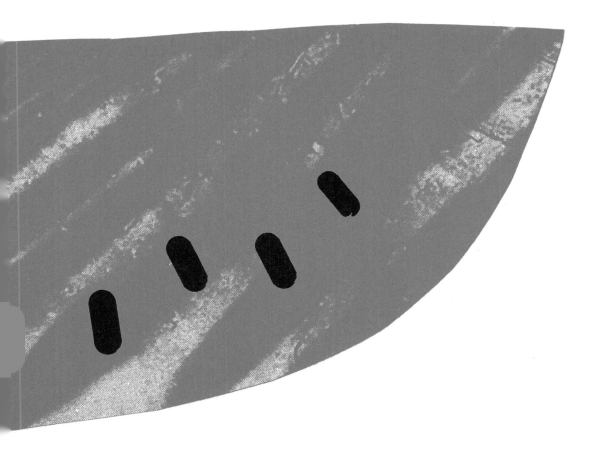

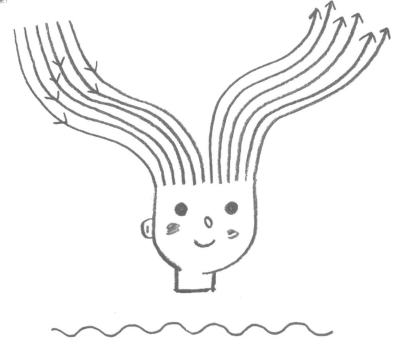

你的记忆就是你

你就是你所学到的。你就是你所记得的。

如果有人问你是谁、住在哪里或者从事什么职业，你会通过记忆来提供这些信息。即使你要规划未来，比如晚上吃什么、下次去哪里度假，你也需要调用记忆。即使你不想这样，你也一直在使用记忆。

除了生理构造和基因之外，你的记忆塑造了你，赋予你地球上独特存在的身份。所以说，失忆患者比如阿尔茨海默症患者，面临的问题非常严重。科学家也投入了很大的精力研究这个问题……

我们对歌曲、旅程或对话的记忆是如何形成的呢？经过对海蛞蝓（见下方专栏）和存在记忆问题的病人进行研究，科学家得出的结论是：为了将我们的经历记录下来，神经元必须反复相互沟通，创造出坚实的突触。

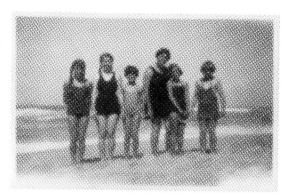

现在你会问：这不是跟我已经读过的关于学习的内容很像吗？是的。因为在某种程度上，学习和记忆非常相似：我们记得的东西越多，获得的信息也就越多。

我们也像海蛞蝓那样吗？

获得 2000 年诺贝尔医学奖的科学家埃里克·坎德尔（Eric Kandel）研究了海蛞蝓的大脑，以了解学习和记忆的运作方式。虽然海蛞蝓过着平静的生活，但是它们也可以从过去的经验中学习。就像我们碰到火焰时会缩手一样，这些海蛞蝓被触碰时也会收缩身体的某些部位。在反复的触碰之后，它们学会了不再对触碰做出强烈的反应，这反映了它们的神经元的学习过程。

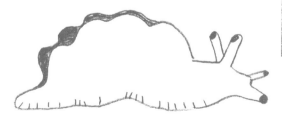

存在一个记忆中心吗

直到最近，人们都认为记忆就像把一段经历或一件事拍成照片，并将这张照片存储在一个巨大的抽屉里，那里还放着无数其他的照片。回忆的过程就是检索这张照片的过程。但是今天，科学家发现这个过程要复杂得多，因为记忆并不是一个拍照片的过程。

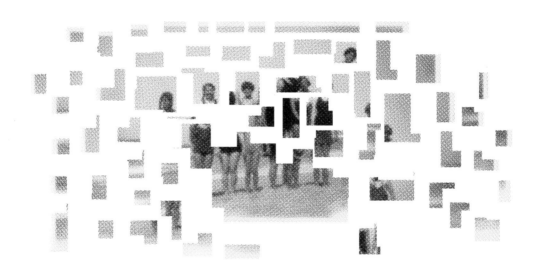

实际过程则是这张照片好像被撕成了许多碎片，每个碎片都与制造它的感官相对应。当我们回忆的时候，我们需要用这些碎片重建照片，大脑将从感觉皮质的不同抽屉（听觉皮质、视觉皮质等）[1]中取出这些碎片。

---

1   参阅本书末尾第342页的大脑地图。

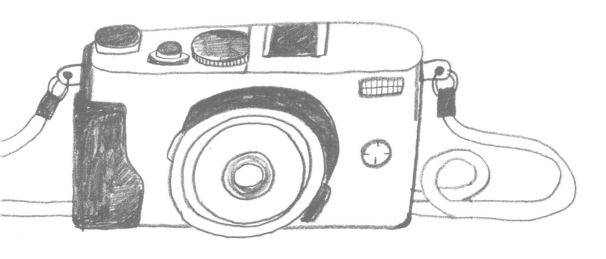

　　因此，记忆实际上同时存储在多个地方，它们总是会缺失一些碎片。举个例子：回想你在外婆的帮助下第一次做蛋糕的那天，你可能还记得那天你穿了一件白色的毛衣，因为它被巧克力弄脏了，但你可能不记得那天你穿了什么裤子或你的外婆那天感冒了。

　　此外，记忆带给你的情感也会随着你的年龄或生活状态改变而有所不同。例如，当你回想外婆告诉你要将蛋清与蛋黄分开时，你的感受可能会因为外婆如今是否在世而有所不同。

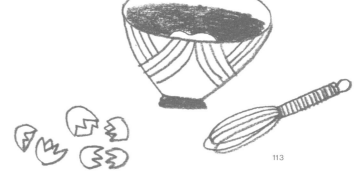

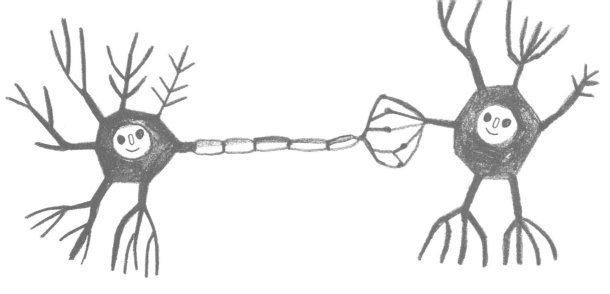

记忆是神经元之间的长期友谊。它们的每次见面都是派对!

记忆如何形成

它涉及以下步骤:

1. 编码: 大脑将感官传来的信息(声音、气味等)转换为代码。这段代码被存储在记忆中。

2. 处理: 代码形式的信息被传递到海马体,海马体位于大脑最中心的古老区域。

海马体是一个大型数据处理和分类中心,它比对新信息和已有信息,或者在此基础上建立新的联系(A类似于B,让我想起C)。

海马体是处理数据的专家,它根据几个标准,比如它是新的吗、有趣吗、出乎意料吗,来决定这个记忆进行短期还是长期保存。

3. 存储：短期记忆总是不断接收新信息然后清空旧信息，好像它是一个临时仓库（例如，我们使用短期记忆记住地址，而不需要把它记到纸上）。但如果要形成长期的记忆，也就是说，要将信息存储在皮质中并将其永久存放在我们的头脑中，这个过程是不同的。我们需要经常回忆这个记忆，并定期重复这个过程。这样，神经元之间形成的连接（当记忆被创建时产生）就会变得更强，更牢固！

4. 恢复：长期记忆存储在它们相应的皮质中（听觉皮质中的声音、视觉皮质中的图像等），直到它们被有意或无意地唤起。只有当你去回忆它时，记忆才是具体的。是的，它总是被重建，你永远不能得到过去经历的精确副本。

小挑战

回想你记得的事情：

　　生日、开学日、地址、旧的电话号码、曾经背过的定义、一件衣服、一种味道、一个地方的所有细节……

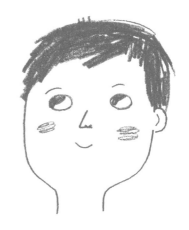

海马体和杏仁核，记忆王国的主角

记忆要成为记忆，总是先要敲开海马体（**1**）和杏仁核（**2**）的大门。海马体负责记忆的空间（在哪里发生）和时间（何时发生），杏仁核负责记忆的情感印记（你的感受）。

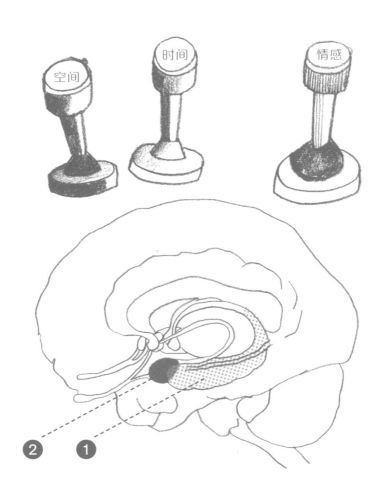

如何知道要存储什么

总有很多信息争着进入记忆王国！想想在海滩玩耍的一个下午：与朋友一起跑到海边，在水中尖叫，然后一起吃冰激凌……它们都是如此丰富的感官体验，大脑如何选择性地存储这些信息呢？

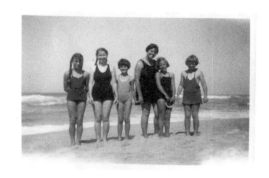

大脑如何选择存储的东西？这也是科学家问的问题。众所周知，情绪在这种选择中起着非常重要的作用，经历带来的情感越强烈，被记住的可能性越大：可能这个经历（海滩上的生日聚

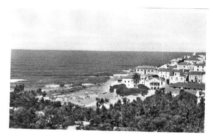

会）对你非常重要，可能它让人十分痛心（一只海豚撞到岸边），或者让人十分意外（遇上一位多年没见过的朋友），或者它非常可怕（沙滩上出现巨浪），大脑对这些事件将产生"持久的回忆"。这是在杏仁核的帮助下完成的，它负责记忆情绪。

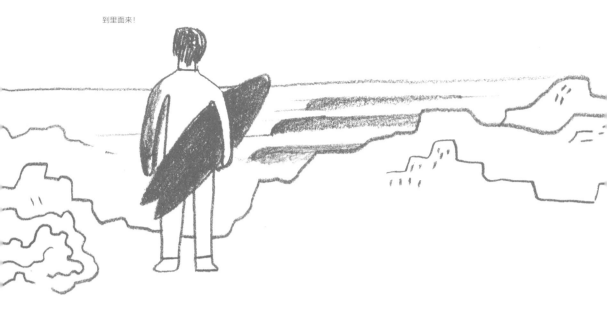

记忆是存在于当下的过往，它可以帮助你做得越来越好。

身体失去知觉，大脑却还能思考

尚·多米尼克·鲍比（Jean-Dominique Bauby）证明了记忆属于我们：1995 年，这位法国记者在经历中风后陷入完全瘫痪，全身上下只有左眼睑能够活动。但是，他仍可以思考和回忆。虽然他无法沟通，但他决定在一位法语专家的帮助下写回忆录。这位专家负责读字母表，当尚·多米尼克·鲍比听到正确的字母时就眨眼。如此，他逐字逐句地完成了小说《潜水钟和蝴蝶》，潜水钟寓意他被禁锢的身体，蝴蝶则代表他唯一可以眨动的左眼，以及依然自由的思维。

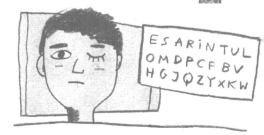

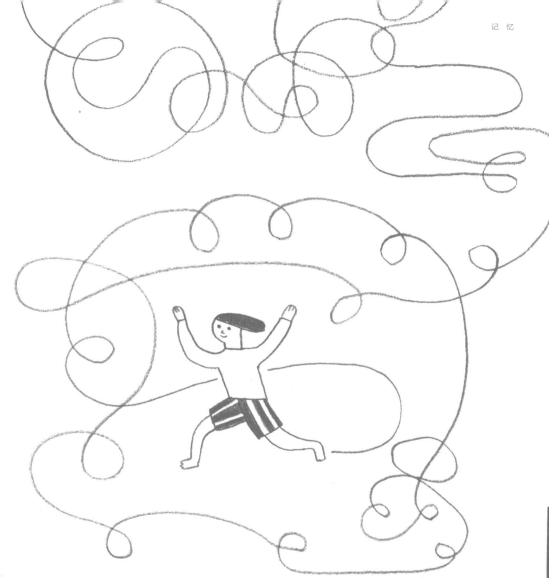

一个词说出你是谁

选择 5 个单词，用来描述出你是谁。如果你不喜欢用词语，也可以选择一首歌曲。（如果还不行，可以试试跳舞，你的身体也有自己的表达方式。）

如果你没有自己的记忆，这种挑战是不可能完成的！

你祖父的神经元
（或者说，你所认识的人的神经元）

在各种类型的大脑神经元中，存在一种会对我们熟知的形象做出反应的神经元。这个发现来自一个实验：当一个被试看到美国女演员詹妮弗·安妮斯顿（Jennifer Aniston）的脸（甚至只是听到或者读到这个名字）时，他的一个神经元变得非常活跃！这个实验的结论是，我们对自己认识的每个面孔都分配了一个神经元，因为当这位被试看到其他名人的照片时，有不同的神经元做出了反应。当然，最后这个神经元被称为"詹妮弗·安妮斯顿神经元"。现在你知道你认识的所有人，包括你最喜欢的艺术家，在你的大脑里都占有一个神经元（你的祖父也是）。

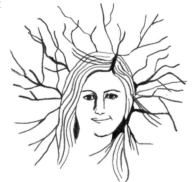

它出现在我的脑海里……

你有没有发现有时会记起那些没有被唤起的东西，好像记忆有自己的意志，或者你记起了那些自己甚至不记得自己知道的事？这是因为记忆总是通过关联起作用。我们可以通过许多不同的刺激来获取记忆：气味、歌曲、照片或者声音。

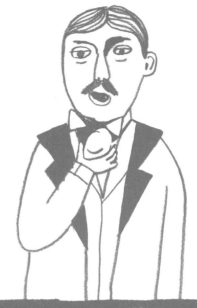

有一位名叫普鲁斯特的作家，他的故事如下所述：品尝一种在茶里蘸过的蛋糕，可以唤醒他脑中沉睡的童年记忆。

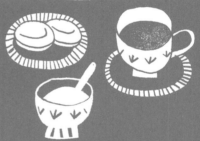

普鲁斯特的回忆

法国作家马塞尔·普鲁斯特（Marcel Proust）的童年记忆为研究人员提供了关于感觉和记忆之间关系的重要线索。在喝茶的时候，他把蛋糕在茶水中蘸了再吃，之后普鲁斯特被一种"强大的欢乐"所击中。回想这快乐的来源，他发现这种喝茶的感觉与童年的周日早晨在姨妈家所感受到的一样。因此，茶和蛋糕的组合足以让大脑取出旧的记忆，这记忆不仅包含着姨妈和茶，还有房子、花园以及晴朗天气时乡间小路上的漫步。

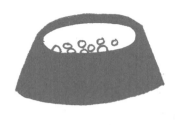
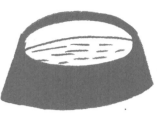
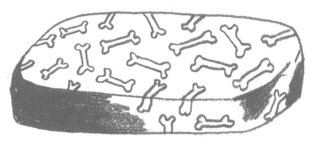

这片寂静……让我想起……

我的狗哪儿去了？

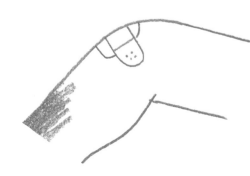

<table>
<tr><td>小挑战</td><td>

找寻这些词语会唤起的回忆

每个词看 1～2 秒，不用思考太多，让思绪进入你的大脑：情绪、思想、图像、声音……

然后再移到下一个词语。你都想起了什么？

云	**沙**
狗	**鼻子**
球	**冰激凌**
橙子	**鞋带**

</td></tr>
</table>

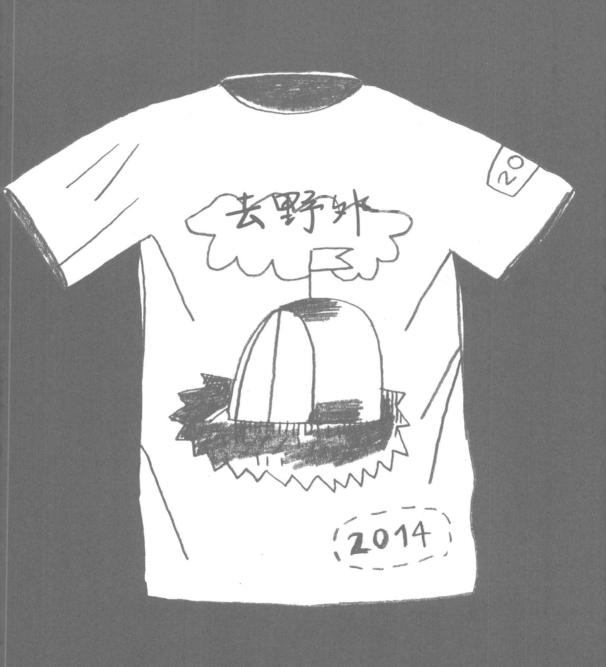

对于神经科学最有价值的记忆缺失

亨利·莫莱森（Henry Molaison）——也被称为 H. M. 病人，患有严重的癫痫症。1953 年，当医生冒险取出他海马体的一部分时，他的痉挛症状逐渐消退，但却失去了形成和储存新记忆的能力。因为他缺少一部分的海马体，几分钟后他就会忘记刚刚发生的一切！例如，他可以进行长时间的谈话，但之后他既不记得谈话内容，也不记得与他交谈的人。尽管如此，他还是能够进行手工作业，比如体力劳动。科学家通过这个例子发现我们有不同类型的记忆。H. M. 病人与科学家合作了 50 年，成为神经科学史上完成研究最多也最著名的患者。

记忆

H.M. 病人的海马体

我的笔记本放在哪里了？我的手机呢？

听起来是不是很熟悉？事实上，为了更好地工作，我们的大脑不会记住所有事情。你能想象如果我们大大小小什么事都不能忘记会是什么样的吗？噩梦一般！而很多时候大脑又不能记住我们认为很重要的事情，这有几个原因：

▶ 缺乏训练：如果我们不重复记忆信息，它就不会成为长期记忆。例如，如果你向某人讲述梦境，那就很可能不会很快忘记它。

▶ 短期记忆超载：这有点像让我们记一个购物清单，当我们记到最后一个商品时，就忘了第一个是什么了！

❯ 新旧信息之间的混淆：想象一下，你在学习一种新的猫科动物——猎豹，而你已经知道豹和美洲豹。您可能会混淆它们的一些特点，因为你在学习一些类似的新信息。

当记忆混淆在一起时

有趣的事可能会发生，例如：你有自己对聚会的记忆，当你听朋友回忆那天的聚会时，你又将他们的记忆融入到你的记忆中。

你记得婴儿时发生在你身上的一件事，但人们告诉你，你不可能记得这件事。那么很可能是你看过照片或听过别人讲述，然后加工所有这些信息创造出了记忆。这是真的吗，还是假的？一切都是融合而成的……

我们为什么记不起生命最初几年的事？

没有人能记住自己两三岁以前的任何事情。这种现象有两种解释。第一种解释是：在生命的最初几年，我们的大脑对信息进行编码的方式与后来不同。就好像大脑用不同的语言保存信息，所以之后我们无法访问。第二种解释与海马体有关：在那个年龄，我们的海马体仍发育不成熟，无法形成长期记忆。

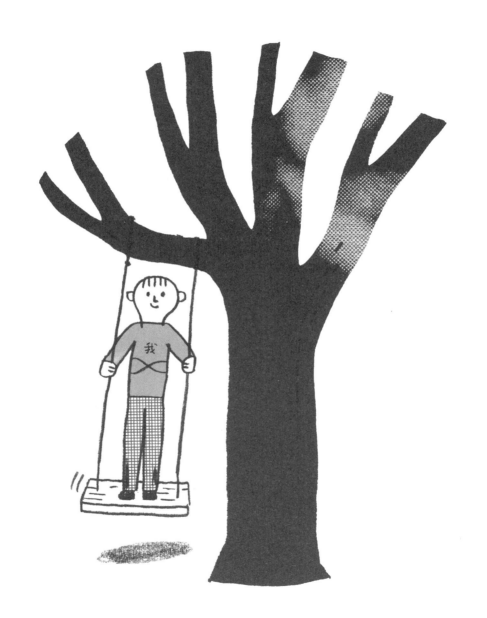

意 识

我们不是由大脑中某个区域定义的。
我们是大脑中许多相互关联的区域协同工作的结果。

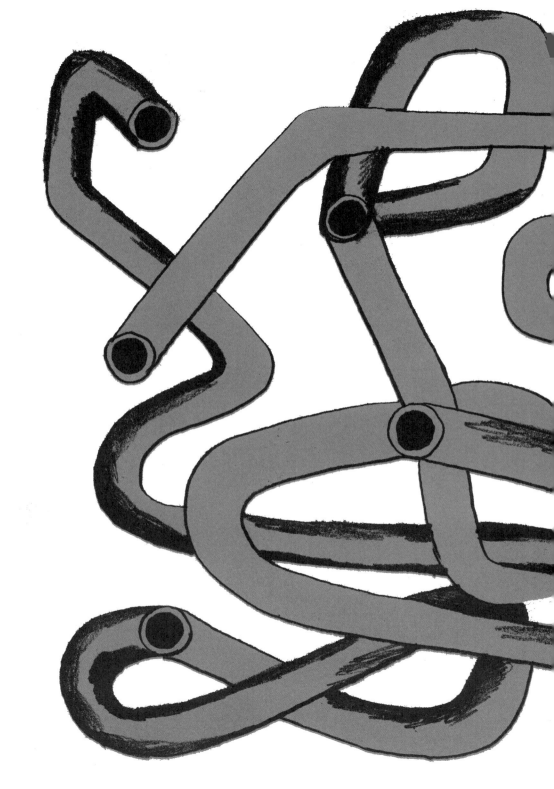

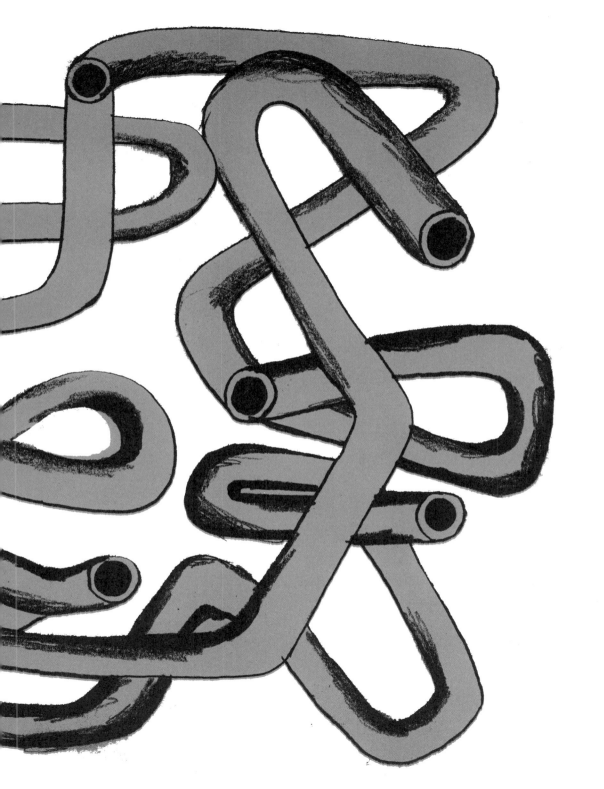

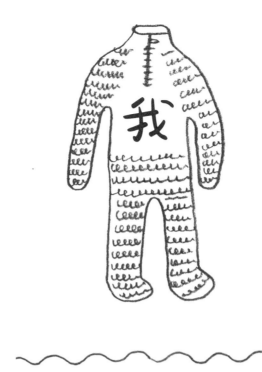

世界上最大的难题

　　我是我。我不是我的父亲、我的母亲、我的兄弟、我的邻居或某个住在新西兰的人。我是我。是什么让我成为我？这一切的背后是什么？答案貌似是自我意识——人类大脑的最大成就！

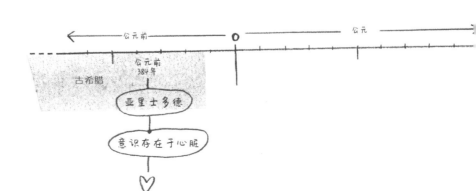

　　问题是如果我们继续追问，看似简单的事情就变得更复杂了：什么是意识？意识需要什么才能存在？我怎么知道"我是我"？几千年来，哲学家一直在努力解决这些问题：在古希腊，伟大的哲学家亚里士多德（前384—前322年）认为意识存在于心脏中，跟大脑没有什么关系。差不多2000年后，另一位伟大的哲学家笛卡尔（1596—1650年）说："我思故我在。"他的理论，把身体与意识完全分离开了。但反过来也可以说，是笛卡尔提出了"心与身的联系"这个问题。从那以后，许多思想家都致力于将人类的这两个宇宙联系起来。

如何知道"我是我"

　　你如何知道有一天真正的你没有醒来而醒来的你其实是别人？要回答这个问题，你可以问一个更简单的问题：什么是我的？所有你认为能属于自己的东西（比如你最喜欢的鞋子），都会给出关于你是谁的线索。当然这还远远不够……

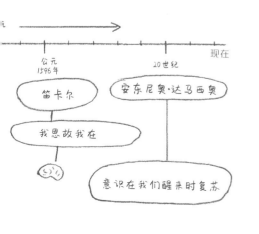

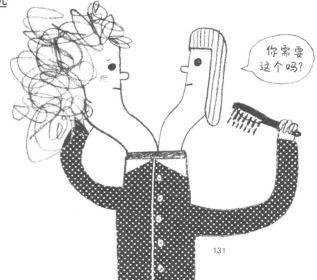

你需要这个吗？

131

首先：身体是我的

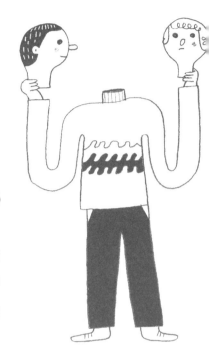

首先你有一个身体，你是它的主人。即使你什么都不知道，至少你知道这个身体是你的，而不是你邻居的。这个身体是你自我的锚。而你觉得它作为你的身体怎么样呢？

所有一切都始于脑干（1），它位于大脑的底部并连接于身体（2）和大脑皮质（3）之间。正是在这里，意识开始组装。

即便你没有意识到，脑干也会告诉大脑身体的工作情况（心跳、呼吸等）以及是否存在威胁它的东西。大脑也总是通过脑干与身体通话，让身体保持活力和平衡。

脑干还帮助大脑创建完整的身体地图。你可能没有意识到，因为这地图对你来说显而易见：你总是知道身体的所有部位分别在哪里。即使闭上眼睛，你仍然可以感觉到腿、手、胃，并知道各个部位间的相对位置。你也知道身体与空间的关系，这被称为本体感觉，还记得吗？

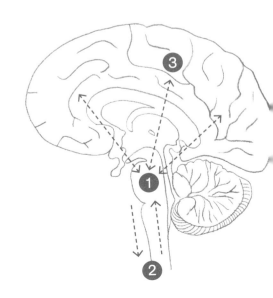

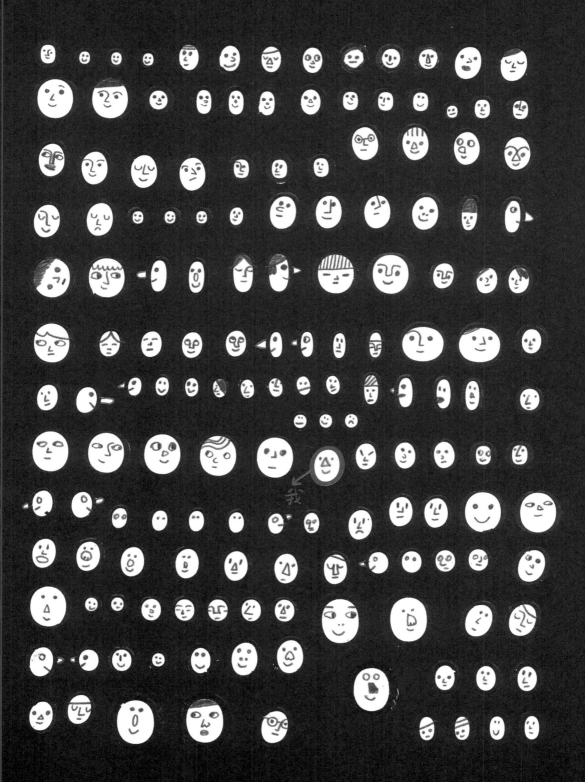

无聊

甜　　　异域　　　　　　　　　　现代

少　　多　　　　　　　　　　　　辣

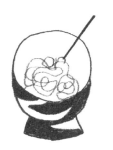

▶ 其次：感觉是我的

　　你的大脑中每时每刻都有一部关于感觉的电影在放映。但是，一位研究意识与自我的伟大学者，神经科学家安东尼奥·达马西奥对此解释说，现实带给我们的感觉电影不仅仅在放映，同时根据我们的记忆和过往经历，我们的思维会做出选择，好像它是这部电影的导演。这就是为什么你的大脑建立的整个感官世界是属于你的。这是第二种我们确定自我意识的方式。

　　两个例子：如果你在阳光下闭上眼睛，仍然是你的皮肤在感觉温暖；如果你听见父亲在远处吹口哨，仍然是你能听出这熟悉的声音。站在你身边的朋友虽然能听到口哨，但不会有跟你一样的感觉，因为你们没有同样的记忆。出于这些原因，你观看的这部感觉电影只属于你自己，这也证明了你的自我存在。

但……
这不是我……

你有过感觉理发后变得不像自己的时候吗？

挑战　　　　单调

　　　恐怖

美味

奇怪

我们都能分辨出红色，但是要怎么
描述这种颜色呢？

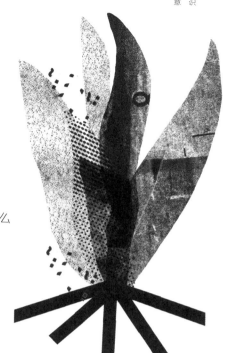

◢ 第三：经历是我的

　　你是你的生活和梦想的总和，这包括了你的家庭、朋友、学校、居住地、生活方式、你喜欢和不喜欢的一切、你所有的经历以及你对未来的计划等等。世界上没有第二个人有同样的经历。即使你有双胞胎兄弟姐妹，你们的DNA[1]相同，但你们的经历也将是不同的。例如，如果你们两个人坐在同一辆两座汽车上，那么你们的运动方向一致，对吗？但是即便如此，你们每个人也会有略微不同的主观体验。你同意吗？你的故事存储在你的记忆中。你的记忆、你对自己的想法，以及你所讲述的自传（自传指的是一个人生命的历史）的所有内容，都只属于你。所以说你的记忆就是你。

1　脱氧核糖核酸，我们身体所有细胞中储存信息的分子。

穿上另一个人的外衣

当演员就意味着在舞台上扮演一个与自己不同的角色。很多演员说他们喜欢表演,因为表演时他们可以体验别人的生活。有些演员在扮演一个真实人物(比如著名艺术家)时,还会花好几个月模仿角色的姿势,学习他们的说话方式或行为活动。

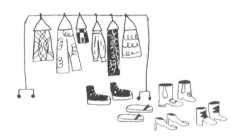

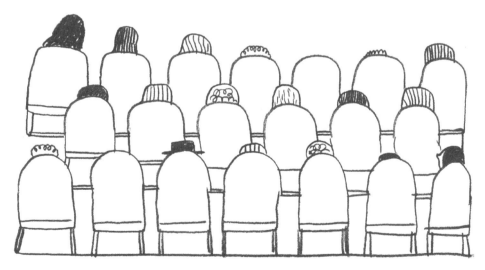

一个影厅只放映一部电影,但台下有几十位甚至更多观众在解读它:每一位都有自己的意识。

与自己不同的身体沟通

在你体内，好像有好几个身体。一个负责消化，一个负责呼吸，一个负责血液循环，一个负责意识，一个负责情感……请揣上两张门票开始你的身体之旅，盘腿而坐，集中注意力感受自己的身体……

**先体验
身体的呼吸之旅**

感受空气平滑地被吸入鼻子，进入身体，再被呼出体外的过程。

**再体验
身体的感官之旅**

有意识地感受身体的感官。听，看，闻，触摸，品尝，思考！

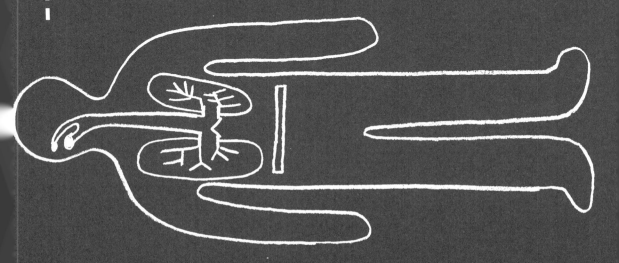

那么，意识到底是什么呢

这个问题似乎很难回答，我们之前已经提到过的安东尼奥·达马西奥将意识解释为："当我们陷入深度睡眠并且没有做梦，或者当我们被麻醉时，我们失去的东西，同时也是我们醒来时恢复的东西。"[1]

但如果你继续问，"这种我们不断失去又恢复的东西到底是什么？"这也正是科学家在追问的问题。虽然有些人认为意识是不可能被研究的，但有些科学家并没有放弃，他们大声说："我们要亲手测量意识！"

一两滴意识

你已经知道，意识存在的前提是必须有一个身体，并且有它的感觉和经历。这些前提是已经公认的。达马西奥给出了一个例子：当我们在一张陌生的床上醒来时，可能需要几秒钟来定位自己并"意识到"我们在哪里。当我们昏昏欲睡时，同样的事情也会发生。在这种时候，我们不是一个有组织的大脑的主人，也就是说，此时我们不能主宰我们的心智能力。在这位科学家看来，要完全发挥你的意识，你必须：

❭ 醒着

❭ 有清醒运转的大脑（首先得知道你在哪里）

❭ 拥有以自我作为经验主角的感官

1　安东尼奥·达马西奥：了解意识的一次探索（TED2011）。

你在这儿！

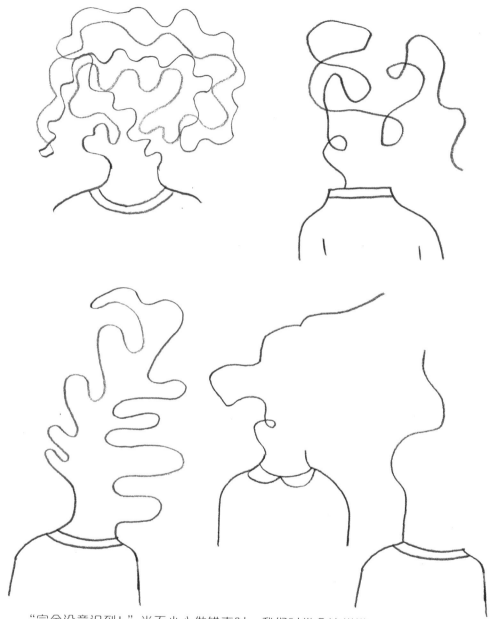

"完全没意识到！"当不小心做错事时，我们时常会这样说。
但是事实上，我们只有在睡眠、麻醉、昏厥，或脑部有疾病时
才会变得无意识。

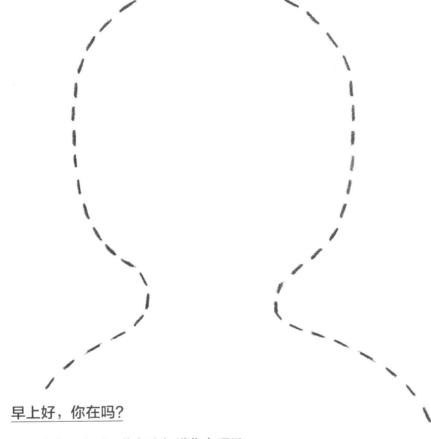

到里面来!

早上好，你在吗？

当你醒来时，你怎么知道你在哪里？

下次你醒来的时候，试着去感受从睡眠到清醒的过程（与入睡的过程相反）。

根据你的经验，这个过程是怎样的：

它是突然还是逐渐发生的？

你是逐渐地意识到你在哪里，今天是哪一天吗？

你可以立刻活动身体还是要逐渐动起来？

当你再次意识到身体时，它带给你的第一感觉是什么？饥饿、疲倦、恐惧（因为即将面对接下来的一天）、快乐（因为即将迎来接下来的一天）？

小挑战

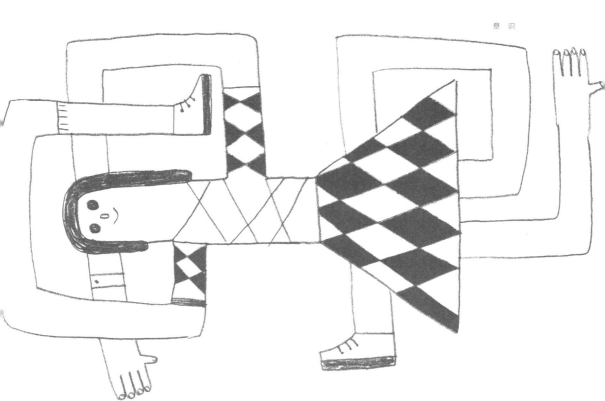

意识：你在哪里？你不在哪里？

当你想要定义一个复杂的东西是什么时，可以先从定义它不是什么入手。对于意识这个问题，我们知道大脑中没有专门负责意识的部位，也就是说没有专门控制意识的神经元。并且我们还知道意识与活跃的神经元数量无关。

我们还知道什么？

对接受麻醉的人进行的研究表明：当他们失去意识之前，大脑的各个区域间停止了大部分的相互沟通，就好像作为交通要道的桥梁被关闭了一样。这似乎是我们认识意识的关键：大脑不同区域之间的相互沟通！

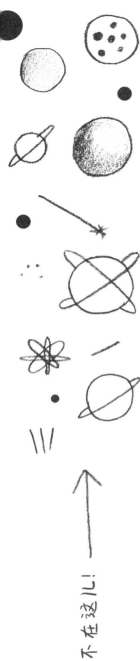

你不在这儿！

我们还知道涉及意识的大脑区域包括脑干、部分丘脑和遍布大脑皮质的特定区域。这些区域必须同时工作，以保证意识的存在。

如果电击这里，会发生什么

最近有一个惊人的发现：每个脑半球的中心都隐藏着一层薄薄的细胞，这层细胞被称为屏状核，它被认为可能是"意识的开关"。一直以来人们都不知道它是干什么的，直到最近科学家发现当用电刺激癫痫病人的屏状核时，病人立刻失去了意识！最吸引科学家的是这样一个小小的区域如何对意识这样重要的功能产生如此强大的影响。关于屏状核的研究还在继续……

做梦是（无）意识在玩耍

如果我们必须醒着才能有意识，那我们的梦境是什么呢？梦境是大脑的产物，是我们的大脑以意识存在时的经历为素材制作的电影。也就是说在梦中，大脑是在没有意识的帮助下编故事。

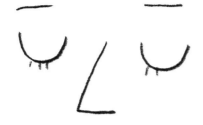

顺便一提，做梦有什么用呢？一种假设是：

做梦对于更好地整理我们的经历、情感和记忆非常重要。想象一下，你的生活是一个拼图，你每天、每月、每年都在拼图。在梦中，大脑将拼图全部拆开，改变拼图的颜色和形状，改变拼块边缘的凸起和凹陷。就这样，大脑重新组织了情感、经历和记忆。有时梦境也会反映我们的情绪状态，就像有时我们会梦到让我们担心的事情（重要的考试、与朋友的矛盾等）。

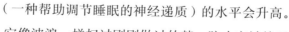

如果你不记得做过的梦了，那就怪罪神经递质吧！

另一位研究梦境和意识的伟大学者、神经科学家艾伦·霍布森（Allan Hobson）说，我们很难记住梦，因为当我们醒来时，血清素（一种帮助调节睡眠的神经递质）的水平会升高。它像波浪一样扫过刚刚做过的梦，防止它被编码进入短期记忆。但是有一些小技巧可以帮助我们记住梦境。请继续阅读！

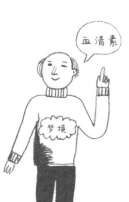

143

艺术家，无意识和勺子

20 世纪 20 年代有一群超现实主义艺术家，他们希望将梦境中的世界呈现在艺术作品中。但是，当我们清醒时，我们如何获取梦境中无意识的素材呢？他们使用的一种方法是用勺子。他们先舒服地坐下来，手里拿着勺子，并慢慢入睡。当身体渐渐放松并要睡着时，勺子会从手上滑落并坠落在地上，将他们吵醒。然后，在这半梦半醒的状态下，他们会记录下所有想到的素材，然后在作品中使用这些超现实（意为与现实不相符）的想法。最著名的超现实主义画家之一是萨尔瓦多·达利（Salvador Dali）。

小挑战

从你的梦境中探寻素材

试试像超现实主义者一样手拿勺子坐在椅子上睡觉。如果你希望勺子落到地面时发出更响的声音，可以在地上放一个金属托盘。当你睁开眼睛时，不要忘记用纸和笔快速记下你混沌的意识带给你的素材。

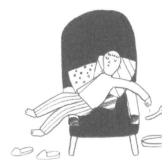
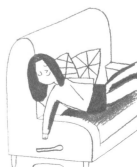

你的意识是你的专属领域。
在那里你可以最自在地生活！

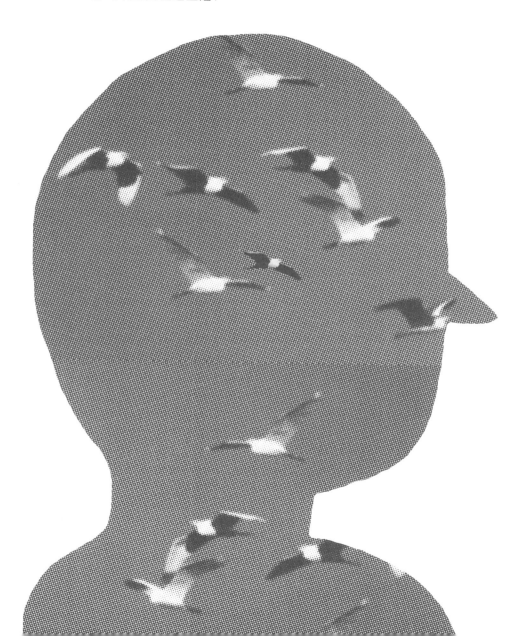

你是独一无二的

现在你和你的自我意识都在场了，我们仍然需要解释你为什么是你，为什么你有自己的特征。这些特征让人们对你说："你跟你父亲一样擅长阅读……"，"你像你外婆那样会做蛋糕！"，"我不知道你这个固执是跟谁学的……"。

似乎我们的一些行为和特征与生俱来，继承自我们的先辈。真的是这样吗？为了研究这个问题，科学家追踪研究了80对双胞胎。他们发现，在生命的最初几年，双胞胎之间有着非常相似的生活和反应方式。但随着年龄的增长，差异开始显现。他们还发现，当双胞胎没有生活在一起时，他们之间的特征差异会更大。

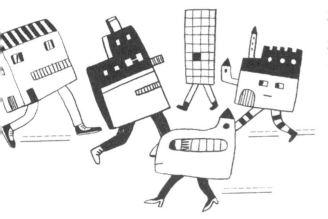

对小鼠的实验得到了类似的结论。在同等条件下，一组小鼠在一个月的时间里接受的刺激量是另一组小鼠的刺激量的3倍。起初两组小鼠的行为几乎没有差别，但很快科学家就注意到其中一组小鼠更喜欢探索周围的环境，而另一组则更喜欢在食物和水附近徘徊。这些研究证明，我们的个性一部分来自父母，而另一部分则与生活经历有关。

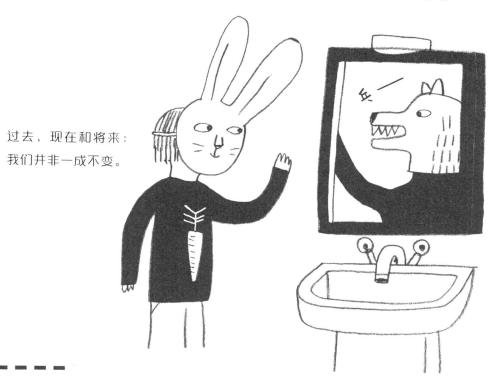

过去、现在和将来：
我们并非一成不变。

搬家

　　想象一下，你可以换一个身体。你可以保留自己的经历、记忆、观点等，只是住进了不一样的身体：更高或更矮，更瘦或更胖，有不同的脸和头发。或者想象自己住进了异性的身体（是的，尝试想象一下）。或者想象你住进了马的身体，在外面的马路上奔跑。

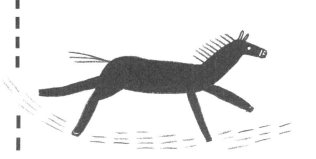

　　想象一个新的地方，你带上自己所有的一切搬了过去。然后仔细想想：我真的把全部都搬过来了吗？

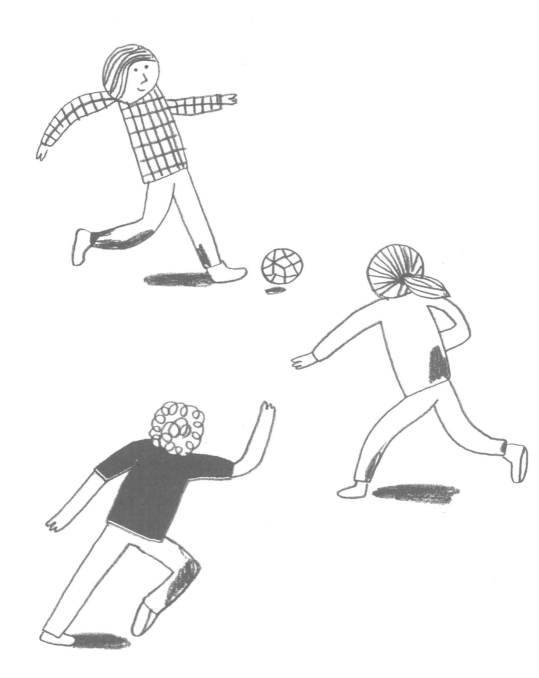

身体与动作

要削完苹果又不切到手，你需要进行数万亿次的计算。
也许你自己都不知道，你的身体还是个数学专家。

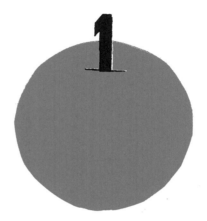

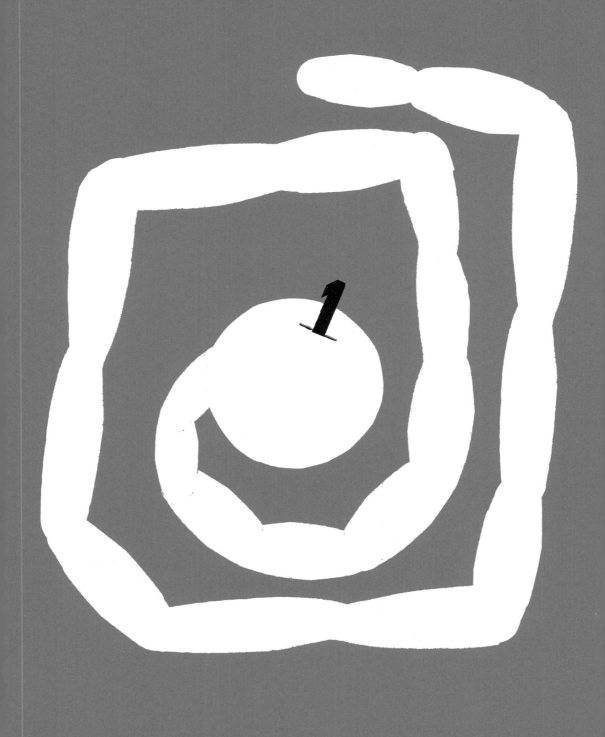

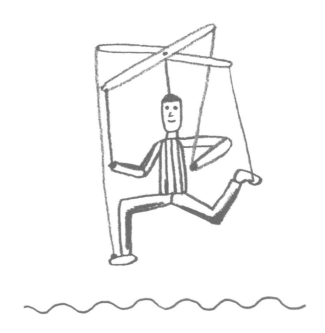

你更喜欢动手还是动脑

其实这是一个有点愚蠢的问题。因为如果我们想要动手，我们也需要调动数百万个神经元。无论是跳舞、大笑，还是逃离恶犬，我们所做的任何运动都是大脑和肌肉之间的电化学信号传递的结果。

我们为什么要动

大脑的存在就是为了让我们能够活动，无论是出于主观意愿还是客观原因。例如，如果你突然遇到打雷下雨，你可以跑去寻找躲避场所。但石头可没有这种能力。

让乌龟挠痒痒的实验

当我们挠腿上的痒痒时，我们会调动多少个神经元？为了寻找线索，一组科学家决定使一群海龟发痒，目的是让海龟产生反射运动，给后腿挠痒痒。科学家发现：海龟也有痒感！（不，这当然不是真正的发现）。真正的发现是，像挠痒痒这样简单的动作都涉及相当庞大的神经元网络。

问题：为什么从皮质到爪子的神经通路如此之多？

假设：科学家认为这个网络之所以如此广泛和发散，为的是在发生意外的情况下，神经通路能更容易地重建。

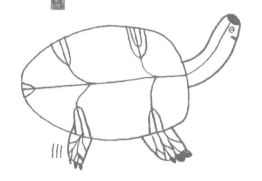

早上好，运动神经元！

大脑控制着一切，不仅是手臂和腿，还有舌头、眼睛和面部的肌肉纤维。站在镜子前，尝试做出不同的面部表情。好好赞美你的运动神经元吧。

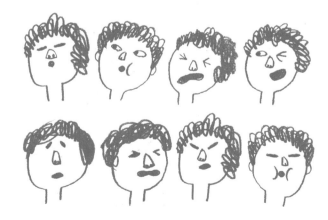

小挑战

我们如何行动

行动几乎总是意味着运动。自愿行动，即我们主动做决定后的行动，涉及大脑的几个区域，特别是脊髓和运动皮质，它们共同控制着体内数百块肌肉。让我们看看这一切如何发生：

想象一下你在教室，你想参与课堂讨论。嗯，事实上，你不太确定要不要举手，然后你开始了一个做决定的过程。

这个问题出现在你的脑海里：要举手吗？我这段时间举了多少次手？

然后你的神经元开始收集信息（统计相关数据和情感体验）。

最后，一个人想要在课堂上回答问题会怎样做？来吧，就是这样：你把手举在了空中！

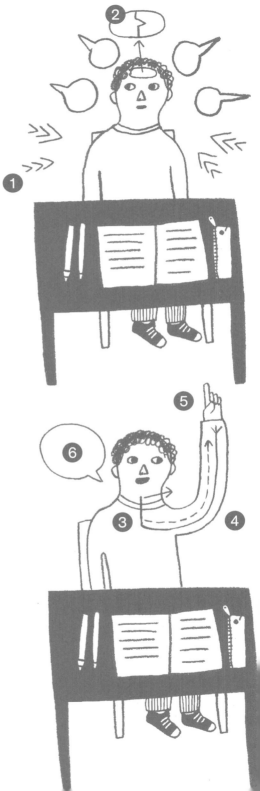

举手这个简单的动作包含了以下的过程：

（1）前额叶皮质，作为所有决定的总指挥官，开始准备计划。然后，你将收到与空间相关的信息。例如：此时你的手臂在哪里？桌子在哪里？

（2）大脑皮质计算出一系列精确的动作以达到你的目标。要做到这一点，它将召唤小脑（负责运动控制的区域之一），以了解哪些肌肉和关节需要被激活，同时计算角度以保证你的手不会撞到桌子……

（3）运动皮质、脑干和脊髓高呼：行动！运动皮质发送出所有相关指令，肌肉、关节、力量、方向、角度等等。

行动!

（4）运动神经元（一种可以从头延伸到脚的神经元）将信息传递给肌纤维。在这个例子中，信息将传给你的手臂和右手食指。

（5）在一个叫作神经肌肉接点的地方，运动神经元释放出一种神经递质，这种化学物质可以发出命令和指示。正是这种物质告诉肌肉收缩或舒张。所以你的手臂上升，你的食指伸了出来。

（6）现在，是的，你终于可以发言了。加油！

感到犹豫不决

做决定并不总是那么容易。要做出决定，大脑必须分析大量的数据！这就是为什么对于一些人来说，决定早上穿什么可能就像解决一个谜题，而对于其他人来说，从50种酸奶中做选择可能是一场噩梦。面对各种选择，生活中有两种类型的决策者：花费数小时精心比较的人和不浪费一分钟快速决定的人……你属于哪一类？

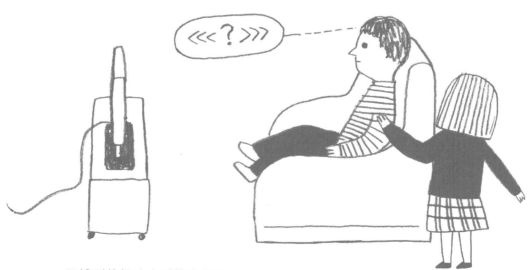

又轮到前额叶皮质做决定了：
继续看电视，还是搭理一下妹妹？

大脑的神经元网络与互相矛盾的目标联
系在一起,这些目标往往要相互竞争。

▶ 我想关灯睡觉!

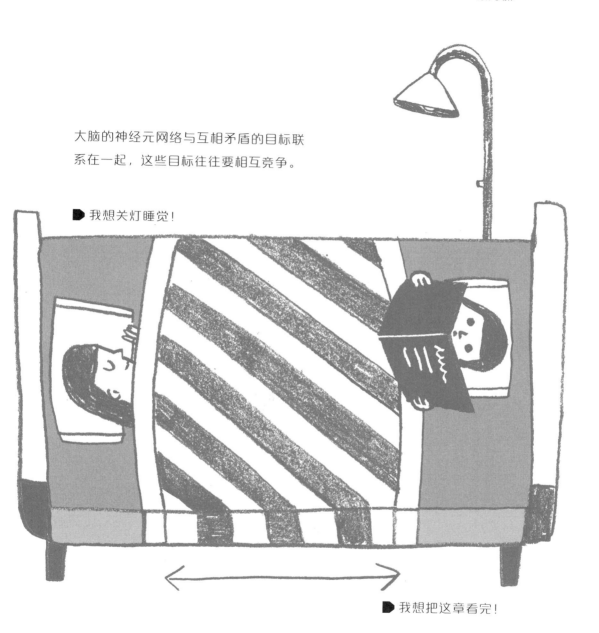

▶ 我想把这章看完!

谁赢得了这场比赛,就获得了下决定的奖杯。

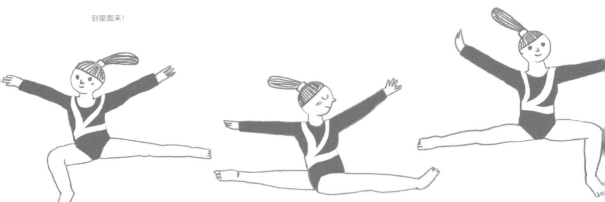

我们都是了不起的杂技演员

　　体操运动员在迷你蹦床上旋转跳跃，整个体育馆的人看得目瞪口呆。足球运动员闪转腾挪，整个球场为之疯狂。芭蕾舞者翩翩起舞，观众为之陶醉。

　　在这些时候，我们惊叹于人体了不起的运动能力。实际上，在日常生活中，我们每个人都具有高超的能力。即使系鞋带或端一杯水等简单的任务都需要很高的灵活性。我们之所以能这样做，是因为我们的中枢神经系统比最先进的电脑更发达（你已经知道为什么了吧！）。

概率计算机

　　研究大脑与运动控制的著名神经学家丹尼尔·沃普特（Daniel Wolpert）表示，计算机已经可以击败世界上最好的国际象棋选手，但是当我们要比比身体的灵活性时，任何电脑都只有三岁小孩的水平！

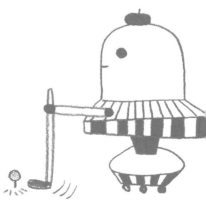

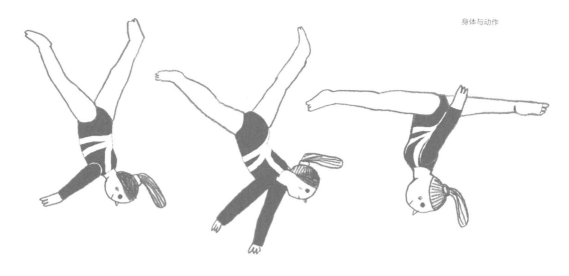

    我们人类最令人惊讶的是预判并采取相应行动的能力。这也就是为什么我们能在未来某个精准的瞬间控制身体，让动作在特定时间、特定空间位置或意外事件突发时发生。而且通常是当我们置身于纷杂的外部环境之中时。此外，我们行动的精确和优雅也令人钦佩。

    根据沃普特的说法，我们之所以能够做到这一点，是因为我们的大脑有无与伦比的预判能力，并且擅长区分相关和无关信息（有关过滤信息的更多内容，请参阅"感觉"一章）。

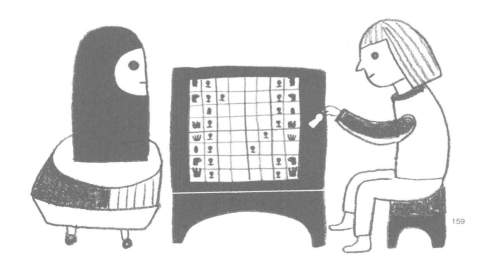

人机大战

　　机器人很棒，但我们感觉它们总是缺少一些东西，不是吗？研究人员认为机器人与人类相差甚远的地方就在于它们不能预判接下来将会发生什么[1]。机器人总是需要等待来自外界的反馈才能知道下一步做什么。相反，人类并不需要等待，我们主动采取行动，根据大脑基于记忆推算出的最佳概率。

以下是大脑进行比较并采取行动的过程：

　　当我们要采取行动时，我们将当前收到的信息与存储在记忆中的数据进行比较，这些数据来自我们过去在类似情况下的经验。例如，我此前在这里滑过几次旱冰，感觉如何？这些比较是以极快的速度进行的，这就允许大脑计算出概率并给予肌肉精确的行动命令（向左，向右，前进，停止，转弯！）。然后每一时刻，我们都会根据感官从外部获得的信息来调整我们的动作。比如在滑冰时我们不断获取和依据的信息有：我在空间中的位置是什么？我的眼睛看到我距离墙壁还有多远？滑轮在冰上转动的声音告诉了我什么？当然，我们的生活经验越多，大脑的预判能力就越好。

1　随着人工智能的进步，机器人也逐渐拥有预判能力。——审校注

多巴胺，告诉我……

大脑怎么知道我们做得对不对？

通过多巴胺！

多巴胺是一种神经递质，它告诉我们是否走在正确的轨道上。想象一下，你是一名足球前锋：当你进球时，多巴胺增加，并在你的大脑中记录下这个信息；当你没有进球时，多巴胺会减少，这样你就知道不进球是坏结果。

但是，像所有事情一样，过剩的多巴胺也可能是有害的。多巴胺可能会让人上瘾（例如，在网络社交平台上等着别人点赞！），并且可能会阻止我们专注并深入地思考问题（参见"大脑的健康"章节）。

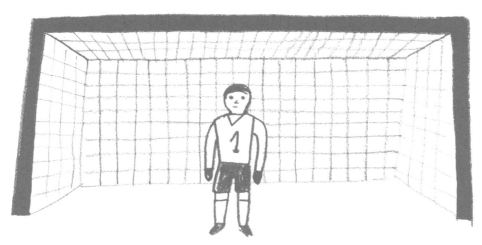

现在试想我们正处于世界杯决赛的点球大战……
这位守门员会怎么想？

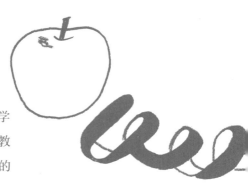

你会削苹果吗？

如果你不会，可以学一学。只有通过学习，身体才能掌握技能。也可以请成年人教你。如果你已经会削的话，这里有一个更大的挑战：连续削完整个苹果，而不削断苹果皮。

不吃饭，不睡觉，不说话

我们可以把感受或想法转化为行动。例如，我们感受温度并决定是否穿上外套；我们估算自己可以潜在水下的时间，以保证潜水时能在正确的时间返回水面。但是，在这种主动作为之外，还有另一种不作为的行为。也就是说，我们不仅有说话、吃饭、睡觉的能力，还有"不说话、不吃饭、不睡觉"的能力，因为我们就是这样决定的。这种能力被研究人员称为"抑制行为"。它非常有趣，而且它的相关实验得出了意想不到的结论。

给孩子发糖果的实验

在20世纪60年代，一位科学家决定将一个4岁的孩子和一盘零食关在一个房间里。

目的：研究儿童控制冲动，以及为获得后期更大的奖励而推迟即时小奖励的能力。

方法：每个孩子都被邀请进入一个房间，那里只有一把椅子、一张桌子、一盘糖果和一个铃铛。一位名叫沃尔特·米舍尔（Walter Mischel）的科学家对孩子们说，他将离开房间一段时间，如果在他回来之前不碰糖果，等他回来后会得到两份糖果作为奖励。如果孩子无法忍受等待，可以主动摇响铃铛，沃尔特会立即回来，但孩子只能得到一份糖果。

结论：沃尔特指出，所有的孩子都会受到糖果的诱惑，但有些孩子设法分散了自己的注意力（遮住眼睛、玩弄头发等），大多数孩子不能忍耐超过3分钟（沃尔特离开了大约15分钟，这对于在一盘糖果面前简直是永恒！）。有些孩子非常不耐烦，甚至没有摇响铃铛就直接吃掉了糖果！

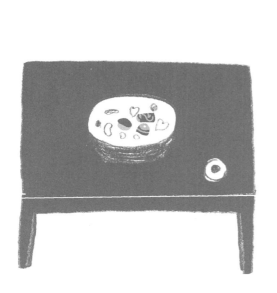

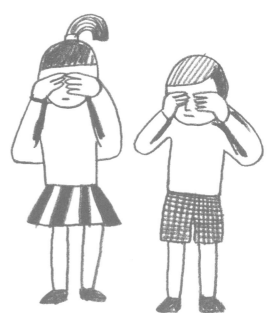

更有趣的还在后面……

　　研究人员随后追踪观察了这组儿童好多年，试图看看他们延迟满足的能力与他们的生活之间是否存在什么关联。例如，更能延迟满足的孩子在课间更爱惹事还是正好相反？他们能更好或更差地应对焦虑？他们的学习成绩更好还是更差？数据显示：一般来说，那些能够推迟即时奖励的人在学业、人际关系以及后来的工作生活中遇到的问题更少！

　　这是为什么呢？因为这些孩子可以找到实现长期目标的策略，这个目标可以是吃更多的糖，也可以是更严肃的事情：比如学习一门课程、坚持体育训练等。这种能力会对我们的生活产生重大影响。

　　<u>注释：</u>所有这一切都与预判能力有关。预判能力是前额叶皮质的专长，而前额叶皮质在儿童和青少年时期还处于形成阶段。也就是说，我们年轻时可能更少考虑遥远的未来，因此我们可能会毫不犹豫地选择及时行乐。

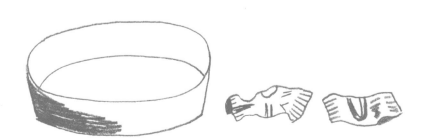

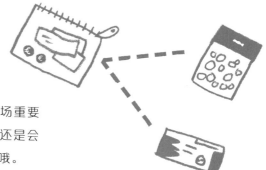

那么请问：

你会花光每周的零花钱还是存钱去看一场重要的球赛？你是会中途放弃空手道课程，还是会坚持到腰带升级？没有人说生活很简单哦。

小挑战

早上好，你有什么需要吗？

不仅仅是我们的所做、所说或所感定义了我们。我们的欲望也在很大程度上决定了我们是谁。我们是人，这一点决定了我们不仅仅是为了吃饭和睡觉而活着，我们想要追求更多的东西。它们并不仅仅是一双新的网球鞋，还可能是学习变魔术，去印度旅游，与朋友组织派对……

想一下：

▶ 你已经实现了的梦想（尽量具体化）

▶ 你想要并知道如何实现的梦想

▶ 你想要却不知道如何实现的梦想（因为可能还要取决于他人）

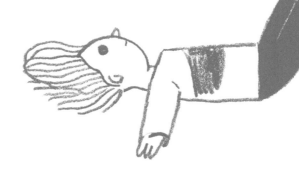

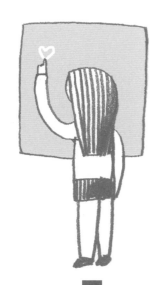

小挑战

可能与不可能

我们身体的每个部分时刻保持待命状态，我们能够给各个部位发送指令，它们会在几毫秒内完成响应："眼睛，闭上！""头，转动！""手指，弯曲！"

试试给你的身体发送一些指令，并注意它是如何服从命令的。（当然，你也可以向身体发出它无法执行的指令，比如，你可以尝试命令头部转动360度！）

判断：可能还是不可能？

▶ 看到一个超好笑的笑话时，忍住不笑。
▶ 在非常紧张时冷静下来。
▶ 不要喜欢上某个人。
▶ 肚子饿时，试着忘记饥饿。

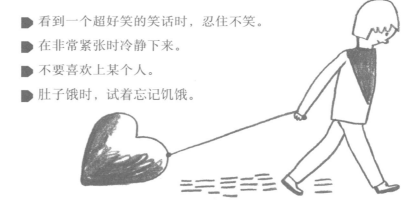

"笑话是怎么回事？"大脑问

试着胳肢自己。你可以吗？当然不能。再试试更快速地趁自己身体不注意时胳肢自己一下。你可以吗？当然还是不能……在你没有注意到时，大脑可以预测会发生什么，并预测你将会有的感受，从而消除它们的重要性。

旧习惯，新习惯

回想一下糖果实验，我们要怎样才能赢得内心经常存在的"现在"和"未来"之争的胜利呢？一个好的策略可能是通过重复养成习惯。例如：如果你的目标是提高绘画水平，你可以每天做一些日常素描练习。习惯的力量是强大的，你每次只需要很少的训练，就可以逐步化难为简，实现长期目标。

但并非所有习惯都是好的。有些习惯会阻碍我们进步，因为它们总是让我们原地踏步，它们就像是为我们的创造力和行动力设置的陷阱。例如，你每天回家第一件事就是坐在沙发上吃一包饼干。这个习惯非常强大，以至于每次都是快吃完饼干了你才想起你原本打算先出去遛狗的，但是每次只要你看到沙发，就会重复这个习惯……

小建议：如果你想改变某种习惯，你可以试着把饼干换成其他能带给你快乐的东西，也就是给自己另外一种奖励：跟朋友聊天，和狗在公园散步（甚至可以两件事一起做！）。

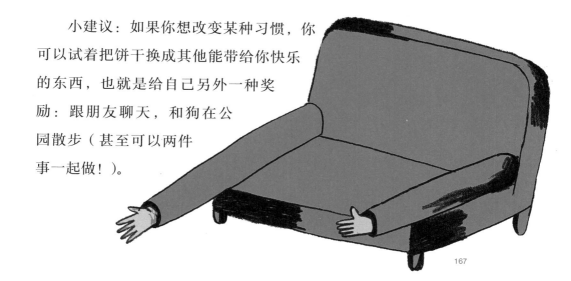

什么在驱动你，习惯还是目标

　　研究人员并不是将我们的所有行为归为一类。我们不仅有无意识动作（不经过思考的动作）——它们通常是日常习惯，例如在进门的地毯上擦鞋底，也有些行动需要我们更专注，比如当你初次造访一个城市，要找方向的时候。

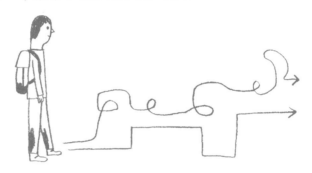

内心的战争

▶ 目标：探索新的城市街道

▶ 习惯：总是走同样的路线

谁会赢得这场战斗？ 目标还是习惯？

▶ 目的：吃得更好

▶ 习惯：节约时间，随便吃点东西

现在怎么样？ 谁会赢？

想想你内心的各种挣扎。

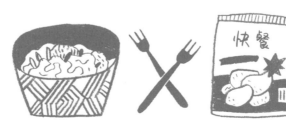

小挑战

你知道什么是拖延症吗？

"拖延症（procrastinate）"这个词来自拉丁语，意思是"推迟到明天"。我们自身就好像不是一个人，而是由许多人在共同支配着。一个人想要实现一个长远目标："我想完成这项工作！"但是另一个人却想在沙发上多待一会儿："我只想变成一只懒猫！"经过内心的多次讨论和谈判，谁将赢得这场战争？

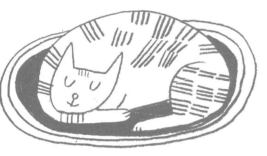

著名的拖延症患者

法国作家维克多·雨果（Victor Hugo）要求仆人把他外出穿的衣服藏起来，这样他就不能出门，从而被迫在家写完了小说《巴黎圣母院》。《白鲸》的作者赫尔曼·梅尔维尔（Herman Melville）想出了另一种办法：他要求妻子将他绑在书桌上，这样他就不会再推迟把书写完了。

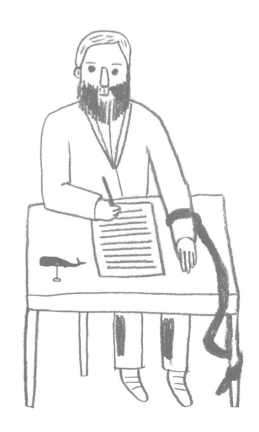

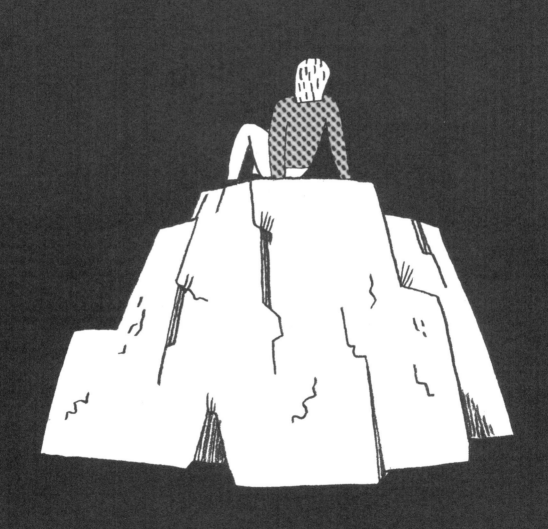

情　绪

我怎么感受自己的感受?（我得想想……）

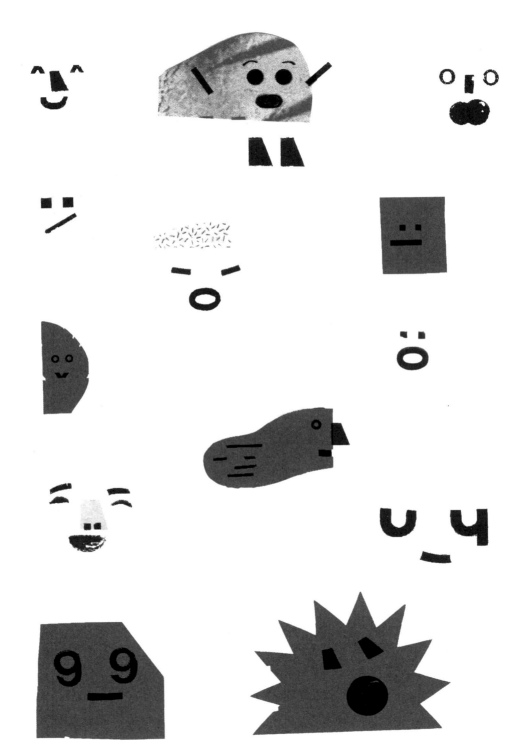

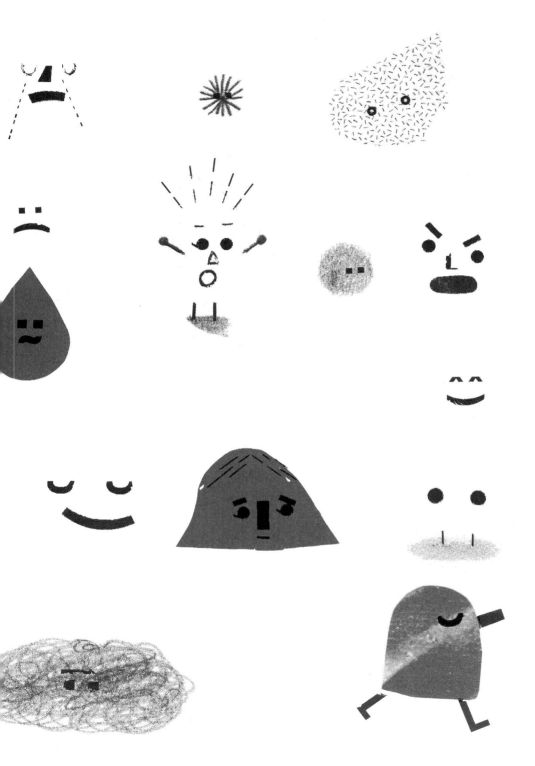

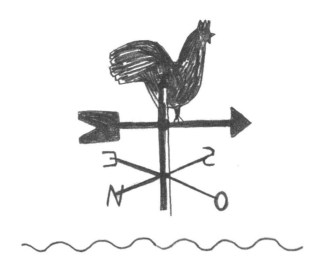

情绪（没有比这个更情绪化的主题了）

笛卡尔（1596—1650年）是历史上最伟大的哲学家之一，他说人类因能够思考而区别于动物，但他也说我们因情绪（笛卡尔称它们为"激情"）而近似于动物。也就是说，笛卡尔将情绪与思想对立起来，并且认为情绪干扰了我们的思想，而且几乎总是阻止我们更好地思考。他说得是否正确？

今天，我们知道情绪不是"愚蠢"的，而这一点我们直到20世纪才认识到。其实，情绪为我们每天的生存冒险提供指导：恐惧、快乐或排斥可以为我们提供重要的线索，来帮助我们做出决定。这样我们就有了更大的生存机会，而且能够生活得更好、更快乐。至于笛卡尔所说的关于动物的认识，科学已经证明，即使是动物也有思想和情绪，而且许多方面与人类很相似，这可能在我们看来仍然有些难以理解。

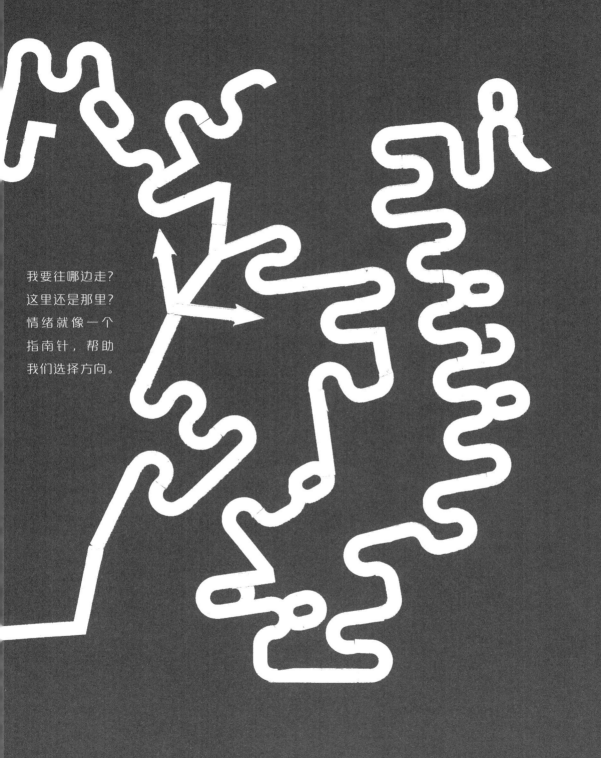

我要往哪边走？
这里还是那里？
情绪就像一个
指南针，帮助
我们选择方向。

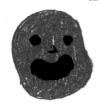 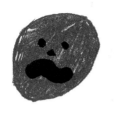 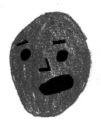 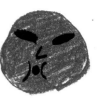

什么是情绪

　　周围发生的事情可以引发我们的大脑产生反应，情绪就是这种反应的表现。此外，情绪产生的思考有助于我们了解世界和自己，并在我们遇到问题时告诉我们要"前进"还是"后退"。一般来说，如果我们发现某件事让我们感到快乐，我们就会前进；相反，如果它让我们感到痛苦，我们就会后退。

我们都知道什么是情绪，因为我们能感受到它们

　　我们都能感到惊讶、喜悦或羞耻。情绪不是抽象的东西，而是一种非常具体的存在。我们可以在自己和他人的面部和身体反应中观察到它们。例如，恐惧和愤怒会加速我们的心跳和呼吸，改变我们的脸色（"我脸都吓白了"，"我脸都气红了"），让我们手心出汗，使我们的表情发生戏剧性变化等。

小挑战

想想激发你情绪的事件和情境：

▶ 什么让你生气（或者暴怒）?

▶ 什么让你肆无忌惮地哈哈大笑?

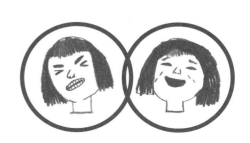

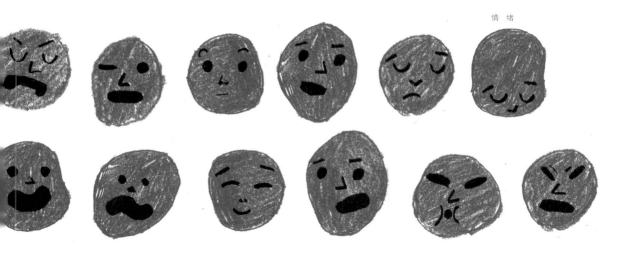

<blockquote>

情绪还是感受?

我们经常把这两个词当作同义词,但科学家安东尼奥·达马西奥提出了一个区别:情绪是生理体验,它们可以让我们哭泣,大笑,脸红,奔跑!它们发生得很快,但其他人可以从我们的身体变化中观察到。而感受是我们的大脑解读这些情绪的方式,因此是心理体验(可能不容易被其他人观察到)。

</blockquote>

情绪在大脑的哪里

众所周知,大脑的某些区域与特定情绪有关:例如,当我们感到恐惧时,杏仁核变得更加活跃;一个叫作岛叶的区域与厌恶情绪有关(真令人讨厌!);伏隔核区域则被喜悦点亮。但人们已经意识到大脑是作为一个整体发挥作用的,多个相互连接的与情绪有关的系统会同时工作。

不是情绪，亲爱的，是元情绪！

想象一下，一位朋友在街上遇到你，但并没有打招呼。没有点头，没有看你，没有问好……你可能会很生气并在心里想："真是个笨蛋，竟然假装没有看到我！"但是接下来你可能会感到尴尬，甚至会担心："是不是他不高兴？发生了什么严重的事……"从这个例子我们可以看到，我们感受到的好或坏，往往来自我们对某件事的看法。我们能够将情绪转化为有教育意义的感受，这有助于我们成长和学习。这种我们对自己情绪的感受就叫作元情绪。

小挑战

我们对发生在自己身上的事情的看法会影响我们的情绪。当所有人都想蒙上眼睛滑滑板时，我却说"不，谢谢"。我该有怎样的感受：骄傲还是羞耻？

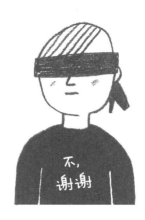

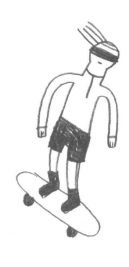

这么多的情绪有什么用

情绪能帮助我们做出决定

　　想象一下，在一个冬天的夜晚，你独自放学回家。你通常不会这么晚回家，今天是一个例外，所以你很着急。你必须决定是走每天都走的、近一点儿，但也更冷清的路；还是选择更远，但是更亮堂而且人更多的路。不知道该怎么决定？好吧，信息量的确有点儿大……在做决定时，我们并不总是有足够"预见未来"的所有信息，这就是为什么我们要诉诸情绪来做出选择，有些人称之为"追随直觉"。例如，在这种情况下，恐惧会是一种起决定作用的情绪，你同意吗？

让我们总结一下发生在身上的事情

　　我们做出的决定总会产生一些结果（有些人称之为经验）：这结果对我是好是坏？我得到了什么？我错过了什么？我学到了什么？即使你并没有有意识地这样做，大脑也会为我们进行分类，存储每次结果以及我们的反应，以便这些信息在未来对生活有所帮助。

简而言之：我们主要通过感受经历所带来的情绪获取信息。在光线昏暗和荒凉的街上，恐惧当然有发言权。但是我们做出的决定可能还会基于其他因素：过去的经历（你是否曾经在一条废弃而昏暗的街道上受到惊吓）或者路上的警示牌等等。

菲尼斯·盖奇的故事和达马西奥教授的研究

菲尼斯·盖奇（Phineas Gage）生活在 19 世纪。他是一名工人，在一起事故中不幸被金属棒刺穿了大脑。令所有医生感到惊讶的是，菲尼斯最终活了下来，但他不再是此前那个平和而有思想的人，他变得好斗，而且无法预见自己行为的后果。大约 150 年后，神经科学家安东尼奥·达马西奥教授的团队研究了大脑相同区域发生病变的患者。这些患者依然能够理性地思考，他们知道怎样的行为能在社会中被广泛接受，但是在实际生活中，他们却无法理解他人的感受，也不能从自己犯下的错误中吸取教训。神经科学家的结论是，这些人已经失去了可以帮助他们做决定的情绪指南针。

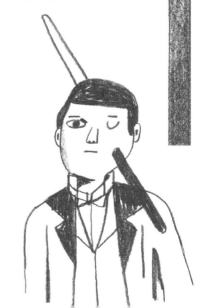

女士们，先生们：现在情绪将陆续向我们走来！

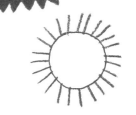

▐▶ 我只想变得更快乐（你呢？）

"快乐"和"幸福"是我们经常听到的词。在电视、杂志、书籍中，到处都是让我们变得更快乐和更幸福的方法。但是为什么呢？快乐和幸福如此重要吗？答案是肯定的！快乐和幸福是让我们保持活力、积极、自信、精力充沛和健康的引擎。这就是为什么我们的大脑配备了一个追求快乐和幸福的系统。通常情况下，快乐的情绪会使我们做出正确的决定，并有助于身体健康。

是什么让一个人比别人更快乐？

遗传因素：研究人员认为，我们从家族遗传中得到的基因信息对幸福感非常重要。

过往经历：我们拥有更多消极还是积极的体验。

我们的韧性：我们如何对抗逆境，以及面对困境也努力保持快乐的能力。

小挑战

对大多数人来说，快乐就是要在社会中发挥作用，受到尊重和喜爱。但是不同的人可能有不同的意见？

你呢，什么让你真正地快乐？

你又知道什么让周围的人快乐吗？

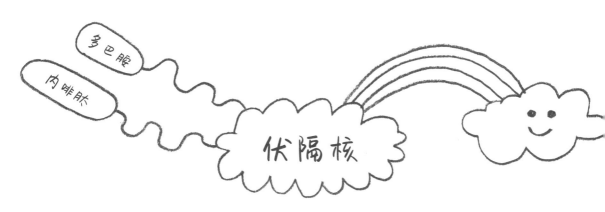

大脑内部发生了什么让我们感觉良好

积极的情绪，比如快乐，会激活大脑的伏隔核区域，它被认为是大脑的主要娱乐中心之一。没有它，我们就没有生活、学习或工作的动力（好在有好几个区域致力于让我们感受快乐）。

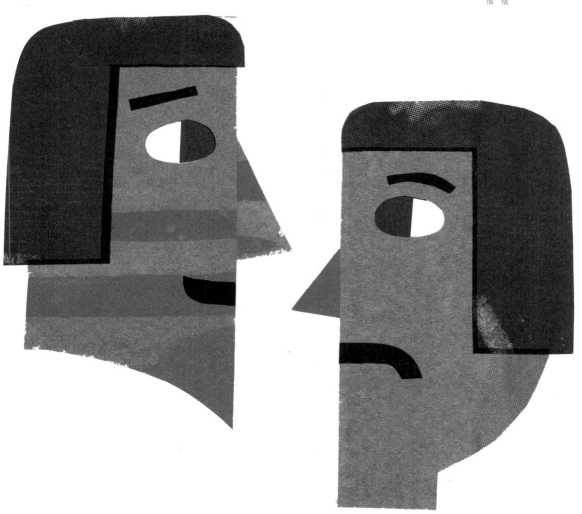

　　两种分别叫作多巴胺和内啡肽的神经递质帮助这个区域正常地运作：多巴胺激活我们的奖励系统，也就是说，它使我们追逐能给予我们快乐的东西。它的力量非常强大，甚至可以使我们冒着生命危险寻求刺激（见下一页的方框）；内啡肽是我们体内的一种天然止痛药，它可以消除疼痛，也可以增加大脑中的多巴胺。

对快乐上瘾的小鼠

　　在 20 世纪 50 年代，针对小鼠的实验让人类发现了大脑的快乐中心。每当小鼠拉动杠杆时，它们大脑的某些区域就会受到电刺激，给它们一种快乐的感觉。结果：小鼠变得非常喜欢拉杠杆，它们不停地拉，甚至废寝忘食。研究人员得出结论，这些小鼠对快乐上瘾了。利用这一发现，研究人员了解了是什么原因导致一些人滥用烟草、药物或酒精。这些物质最初也会给人带来快乐，但之后却会导致严重的健康问题。

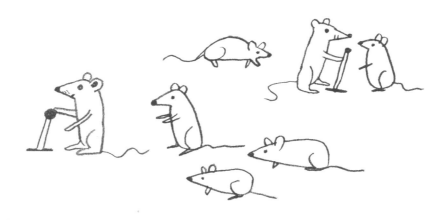

追逐快乐的系统

我们的大脑知道该如何激励我们保持活力和快乐，并创造了相应的奖励机制。

比如：我享受那一刻！

（1）我们看到或听到一群朋友在哈哈大笑！

（2）大脑皮质接收到这些刺激……并立刻知道这一时刻会给我们带来快乐（基于对过去经历的记忆）！

（3）大脑释放多巴胺——一种制造快乐的化学物质。

（4）动力来了：我们跑去加入了朋友的谈话！

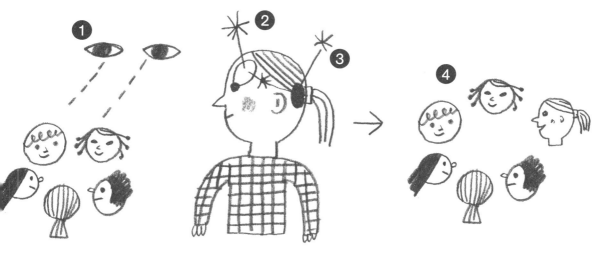

注意： 这个机制也适用于不像大笑这样立竿见影的奖励。它也可以使我们坚持完成任务或努力追逐目标，直到实现最后的胜利。

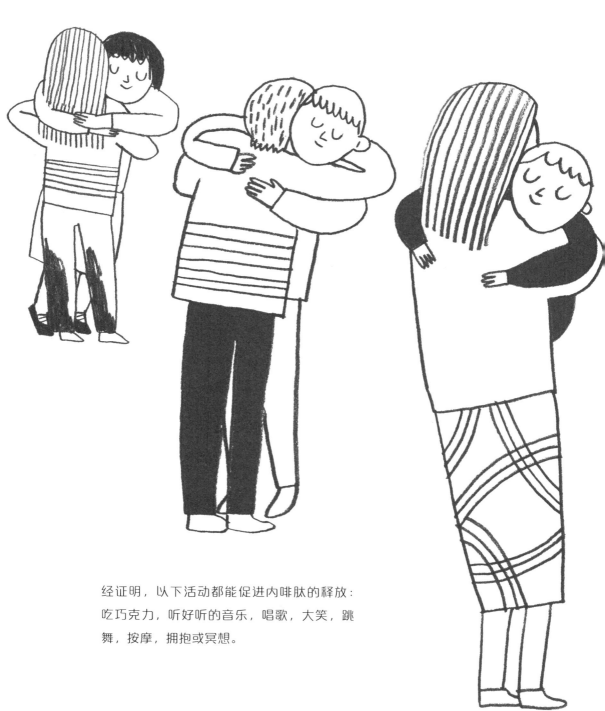

经证明，以下活动都能促进内啡肽的释放：
吃巧克力，听好听的音乐，唱歌，大笑，跳
舞，按摩，拥抱或冥想。

每个人都喜欢听笑话，但是我们为什么会发笑

笑不属于神经科学的研究领域，也许是因为人们不会因为想笑而去看医生！众所周知，幽默会同时激活多个大脑区域，而且我们领会到的笑点越多，大脑被激活的区域也越多，其中包括我们之前提到的大脑奖励机制。与朋友一起欢笑是我们可以拥有的最大乐趣之一！

科学家已经发现前额叶中有一小块的（2厘米×2厘米）区域会让我们发笑：顺便说一下，这是他们在给一名患有癫痫症的女孩做手术时发现的。每当他们刺激这个区域时，病人就会笑，笑得好像她听到了世界上最好笑的笑话。不幸的是，这个区域（特别是它的右侧部分）受伤的人面对世界上最好笑的笑话也笑不出来（也有完全健康的人在这方面有困难）！

笑对心脏和免疫系统大有裨益。所以请多在你身边传播一点幽默（和健康）：给你的朋友讲一个有趣的笑话吧。比如这个关于大脑的笑话："为什么大脑神经元被送到校长的办公室？因为他们很难控制自己的冲动！"

小挑战

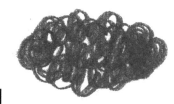

你也会害怕，十分害怕

在快乐的对立面是另一种非常强烈的情绪：恐惧。

当你意识到危险的事情时，身体会立即做出反应。你的头发可能会像刺猬一样竖起来，你的心脏会加速为腿部注入更多的血液，以方便你随时逃命。

小挑战

你的周围有哪些威胁？

想想那些"杀死"（不是字面意义上的，而是比喻的说法）你的东西。

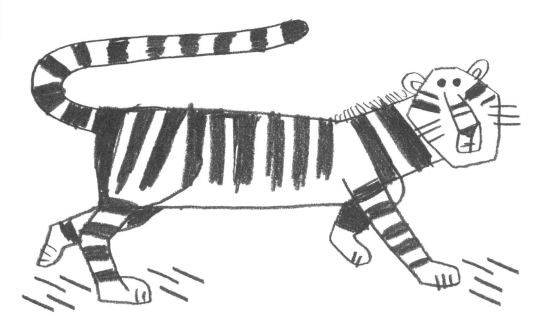

有人说："我们真是生活在丛林中！"

下一秒有什么危险呢？

我们为什么会害怕

恐惧是一种能保护我们的情绪。通过与感官、肌肉和激素相关的杏仁核，我们的大脑让我们在感到恐惧时立即做出反应：例如，原地不动（像雕像！），逃跑或攻击。这种复杂的生存机制基于几种物质的释放，这些物质（如肾上腺素和皮质醇）为我们提供了额外的力量，它们使人类在历史长河中能够逃离饥饿的熊、蛇或危险的人，存活下来。内心深处适量的恐惧有利于我们的生存。如果我们完全放松，可能会死得很快……例如，害怕被车撞是好的，你不觉得吗？少量的恐惧和焦虑对我们是有益的，它可以防止我们受伤害，而且还会避免我们误了飞机或上学迟到。

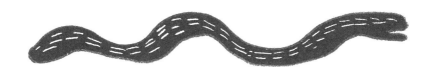

什么时候恐惧又是多余的

当然过度恐惧也不好。太害怕犯错就是这样。有些情况并不代表真正的危险，但仍然会让我们感到恐惧。例如，在学校参加考试或公开演讲。我们感受到的恐惧可能会太激烈甚至影响我们的发挥：考试题目看起来难了一千倍，台下的观众变成了"千眼怪物"。

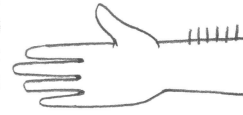

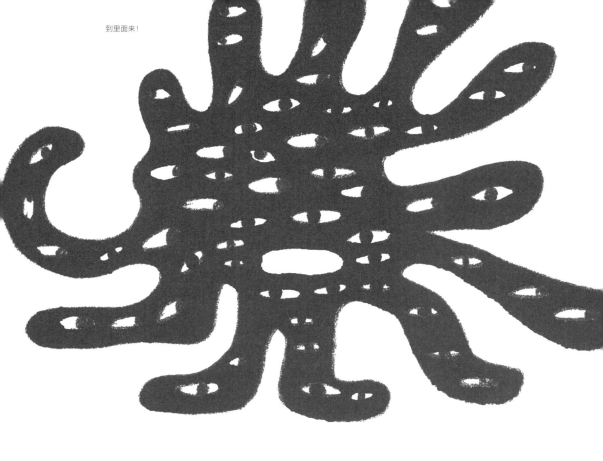

在这些情况下，恐惧会扰乱我们。为了保持冷静，我们可以向我们的向导——前额叶皮质求助。当我们处于令人恐惧的情境时，不仅仅杏仁核被激活，前额叶皮质也会参与进来，评估情况。这样，我们或许能够试着平静下来。

如果你有一个过度活跃的杏仁核（因为一些小事而手心出汗，心跳加速等）或者感到焦虑时，这里有一个办法：做运动（每天至少30分钟）！如果你想了解更多，请参阅"大脑的健康"一章。

占用更多空间：你值得拥有

当我们蜷缩时，肌肉收缩，我们会占据较小的空间。

闭上眼睛想：我值得拥有更多的空间！

然后吸气，呼气；吸气，呼气……

当呼气时，让自己的整个身体变得更大。

这项练习结束后会让身体增高。你在尝试吗?

各种恐惧症

恐惧症是对某种事物感到紧张和非理性恐惧。有一些恐惧症比较常见，比如蜘蛛恐惧症（害怕蜘蛛）、幽闭恐惧症（害怕密闭空间），但也有一些你可能从没听过：

雷鸣恐惧症	悬崖恐惧症
小丑恐惧症	肚脐恐惧症
膝盖恐惧症	年轻人恐惧症
镜子恐惧症	……

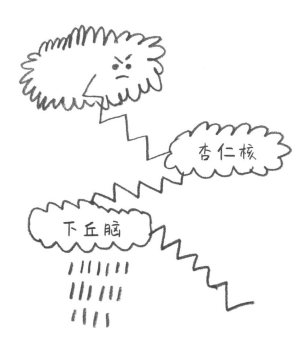

恐惧与愤怒是相互联系的吗

是的，可以这么说。这两种情绪都与我们感受到的危险有关，这些危险可能源于毛茸茸的蜘蛛，或者追求的目标以及所捍卫的价值观面临威胁。例如，一位同事抢先写了你想要写的故事题材，或者一个朋友靠欺骗赢了游戏，你都会感到生气。当然，即使这样，生活还是会继续，但这两种情况都会威胁到你的幸福和平静……因此愤怒和害怕联系起来了。和恐惧一样，愤怒也会激活杏仁核，而杏仁核则会唤醒下丘脑。下丘脑也是一个调节情绪的区域。

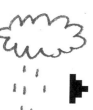

▶ 我想哭，你介意吗

　　我们知道，只有人类（也许还有大象和大猩猩）会因为各种情绪而哭泣。我们并不总是因为悲伤而哭泣，当我们感到非常高兴甚至感动时我们也会哭，因为我们感受到了非常美好的事情。当然，这些场合的眼泪与切洋葱或扫除灰尘时流的眼泪截然不同，它们被称为情绪眼泪。据专家介绍，当情绪十分强烈时，我们的大脑会发生情绪小爆炸。此时，眼泪将会帮助我们努力稳定情绪，避免情绪失去控制。

了解眼泪的力量

　　研究表明：眼泪是有益的，因为它们能帮助缓解体内应激激素的影响，并且流泪的时候可能有镇痛物质和内啡肽（一种产生快乐和愉悦的激素，你还记得吗？）伴随释放。也许这就是为什么有时大哭一场后感觉好多了。

　　哭泣也是我们向周围人请求帮助或安慰自己的方式。也许你注意到了，我们一出生就会哭，那时的哭声与我们的防御和报警机制有关。然

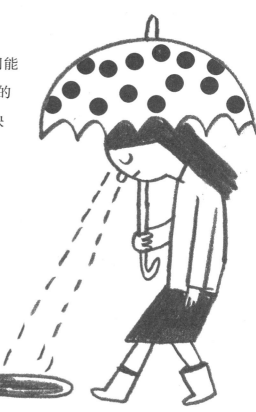

而，随着我们的成长，我们不再随时随地放声大哭。我们学会控制自己，眼泪变得更加隐秘：除非情况非常糟糕，否则我们会忍到合适的时间再哭。

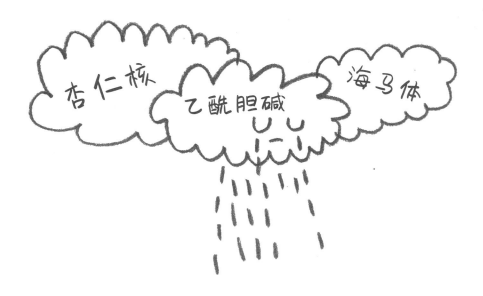

是大脑在控制哭泣的开关吗？

　　在大脑中，积极参与情绪产生并有能力使我们哭泣的区域之一是边缘系统（它是自主神经系统的一部分，控制我们的各种无意识活动），其中包括杏仁核、海马体等区域。在这个系统中，循环着一种叫作乙酰胆碱的神经递质，它可以控制我们眼泪的产生。

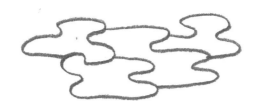

▶ "我需要爱和关怀！"（我们也是！）

　　你生命的第一个关于爱的故事在一出生时就开始了。当你和母亲，或者其他最初照顾你的人第一次看到彼此时，你的大脑会立即调整，在你生命的最初几天，你们好像是同一个人一样。

　　虽然有时很难（照顾婴儿可没那么容易！），但你和那个人已经建立了强大的联系，并且这种联系会在你的内心留下永久的印记。这条纽带会深深影响你的人生：它给你信心和探索世界的动机，决定你的行为和处世方式，塑造你与爱人的关系。这种母亲给予的归属感和安全感，当然，也可能来自你的父亲或其他担任这个角色的人，将伴随你终生！随着成长，你会继续在你的朋友、爱人、孩子中寻找它。爱有很多种，但正是这种最初的爱恋塑造了你的大脑并为你接下来的爱恋搭建框架。

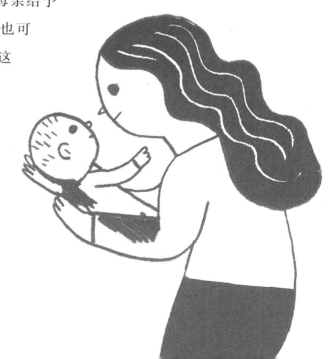

为什么他人的爱对我们有益

当感受到他人的喜爱时，我们会感到更安全。进一步追溯到史前的话，那时的人类会因此知道自己不会被"攻击"，也就不需要时刻保持警惕，小心翼翼地保护自己。因此，我们没有焦虑和恐惧，大脑更放松，更容易去信任、学习、冒险、产生想法或与其他大脑产生联系。与其他人建立强烈情感联系的最重要的神经递质之一是催产素。母亲会在分娩或母乳喂养时释放这种激素并不是偶然，同时恋爱中的人血液中的催产素也比其他人更多。

孤立感与生理痛感会激活同样的大脑区域

换句话说：当我们感到被拒绝时，大脑的痛觉区域会被激活，就像我们身体受伤了一样。为什么被他人蔑视带来的痛苦等同于严重的头痛（或者更严重……）？这是为了提醒我们记住他人对我们和我们的生存至关重要。

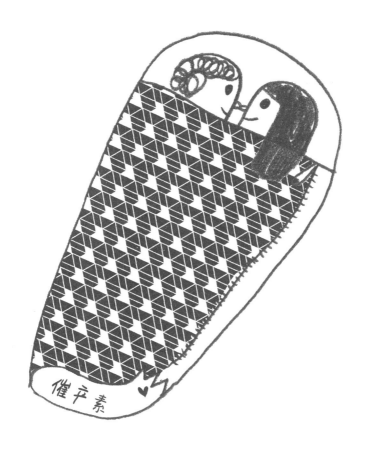

哎呀！我好像爱上了……

你知道当你恋爱时，你的学习能力会迅速提升吗？浪漫的爱情（"每一秒都和我在一起！"）让我们体内充满激素和神经递质，它们会唤醒大脑和整个身体！当我们沐浴在新的爱情中时，仿佛自己的整个世界正在扩张：我们非常想要了解对方的世界（对方的爱好、朋友、去过的地方、对事物的看法等）。爱就像是一个发动机，促使我们去学习。

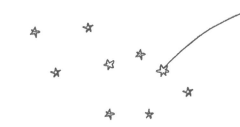

现在你会感到惊讶……
（让我们谈谈惊喜！）

　　每天做同样的事情，走同样的路，总是选择同样的零食……好枯燥是不是？某些惯例是好的，因为它们给了我们安慰和安全，但一成不变的生活可能会非常无聊。有些人非常不喜欢惊喜，宁愿控制所有细节，以便确切知道会发生什么（你是这样的吗？）。但适量的惊讶，是一种重要的情绪，它使生活更丰富多彩和令人兴奋。

每当我们说"啊"时，大脑内部会发生什么

　　当感到惊讶时，我们大脑内部会发生这样一个过程：

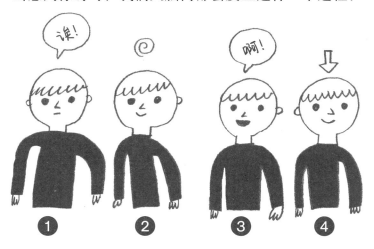

（1）首先是：诶，等等！（暂停时刻）

（2）然后集中注意力关注。（好奇时刻）

（3）然后惊呼：啊！就像你在搜集信息时，突然从材料中看到从未见过的信息，此时大脑会大量释放多巴胺——负责好奇心、动力和热情的神经递质！

（4）最后：情绪发生改变。每当出现惊喜时，大脑就会发生变化，因为它会创造新的路径，引导我们获得新的想法。仿佛从那一刻起，我们将获得一副新的眼镜，以全新的眼光看世界。

（5）也许我们还会与他人分享惊喜："天呐，你根本不知道我看到了什么！"

注意：在旅游前用电脑查攻略可能会破坏旅行惊喜。解放自己吧！

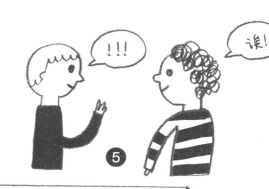

给教师们的建议

事实证明，我们的注意力更容易被新鲜事物吸引，因为海马体（负责持久记忆的区域）能够被新奇事物激活。因此，教师可以通过一个新奇的故事开始课堂，让学生大呼"哇哦"，而不是从既定主题开始。这是来自神经科学的建议……

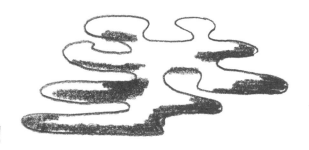

咦，好恶心啊!

厌恶也与我们的生存有关。这也很容易理解：在史前时代，我们没有很好的方法辨别什么有毒、什么可以吃，厌恶给了我们一定的帮助（它使我们存活到现在）。

大脑的脑岛和基底神经节负责产生厌恶情绪，它使我们捂住口鼻、面目狰狞，因为我们接触到了恶心的气味、味道、图片、人或情境。在漫长的演化中，除了有毒或变质的食物，我们也渐渐学会了对危险、不公正、暴力或不合时宜的行为等感到厌恶。我们的身体会对这些行为产生愤怒，并且想要远离它们。也有人认为，当我们感到内疚（例如，我们对某人的行为不友好）时，我们实际上是对自己感到有些厌恶。在这种情况下，最好的方法是赶紧道歉并从中吸取教训。

你知道自己还有第二个大脑吗？

真的吗？

它在哪里？

你可能会惊讶：它在肠子里!

覆盖我们肠道的神经元网络非常大，它有一亿个神经元! 科学家毫不犹豫地把它称为我们的第二大脑。确实这个大脑既没有创造力也不会做决定，但它被认为对我们的情绪调节和某些疾病有重要的影响。

"情绪化"起来!

　　看看以下这些词语/情绪，回想一下你感受
到这些情绪的时刻。

幸福	欺骗	欲望
热情	怀疑	喜悦
意志	爱	骄傲
悲伤	孤独	羞耻
自信	希望	嫉妒
恐惧	勇气	轻蔑
愤怒	否定	质疑
好奇		崇敬

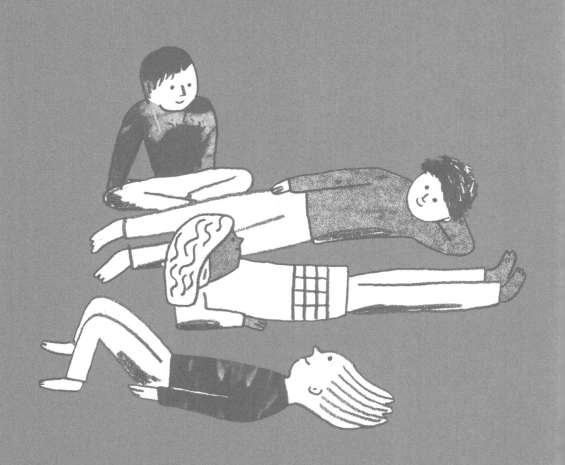

我与他人

我们不是活在封闭的盒子中。
为了构建自己，我们需要与其他人、其他大脑建立联系。

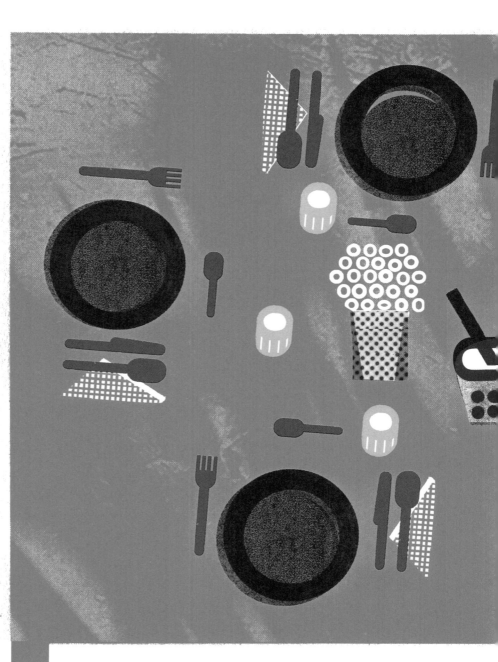

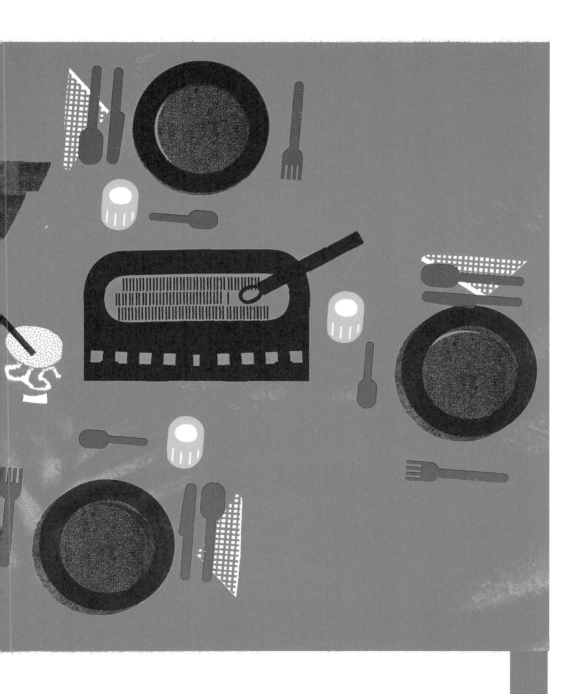

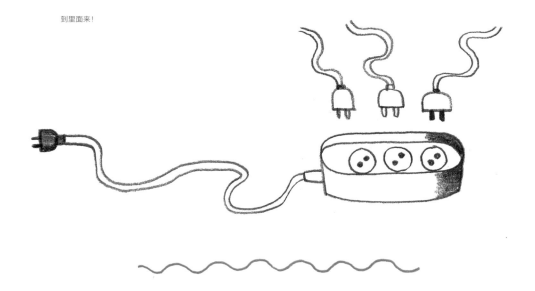

我们的大脑与其他大脑相连

你有没有想过？你是因为生命中的其他人的影响成为你自己。这包括父母从你出生以来与你的互动，包括堂兄与你几个小时的玩耍，也包括在朋友的帮助下你变得不再害羞……当然，每个人都有他或她的故事和故事人物，我们在这里只是给出几个例子。但有一件事是肯定的：我们与朋友的谈话，我们交换的笑料，与兄弟姐妹的讨论，父母给我们的拥抱……所有这些都会改变我们的大脑并塑造它，使我们成为现在的自己。

当然，你的很多特点可能是与生俱来的（比如来自基因，害羞可能就是其中之一），但是通过与他人的相互影响，你的某些倾向已经悄然消失或终将逐渐消失。我们在前面的章节中已经讨论过这个问题：大脑需要与其他大脑建立连接，而我们与他人的情感联系帮助我们在社会中更好地生活。

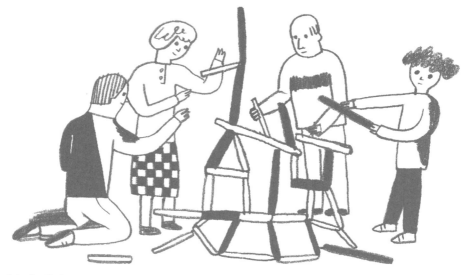

社会化的大脑

科学家最近发现，当我们没有做任何特别的事情并且我们的大脑开始放空时，我们会立即启动"社交大脑"。这意味着，在默认情况下，大脑的社交功能是它最重要的基础功能。那是大脑回归的地方，这个地方就是他人——他人的感受和意图。科学家还发现，我们感到最幸福的时刻就是我们与他人互动时，特别是当我们帮助他人并感到自身价值时。

学会理解他人

在整个生命长河中，我们都要学习理解自己的感受，也要学习如何更好地回应他人的反应："为什么他会拒绝我""为什么她现在在笑"。这种不理解他人的情况很常见，特别是在我们年轻的时候，我们无法意识到自己的感受，同样也难以阅读其他人的感受。

然而，在漫长的生命中，我们可以学会成为优秀的"情绪读者"，并使情绪成为我们的朋友：思考我们自己和他人的感受，寻求解释，甚至重新解释我们的感受（正如我们在前一章节中对元情绪的解读一样）。

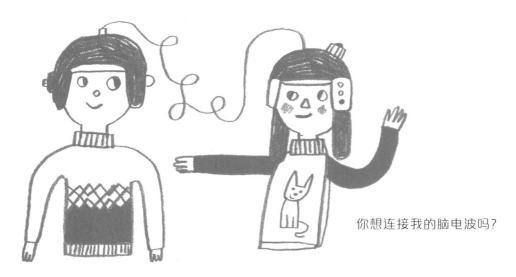

你想连接我的脑电波吗？

在他人轨道上的大脑

我们怎样才能"猜测"别人的感受和意图？首先，阅读他们的手势和行为，理解这些行为讲述的内容；观察他们的身体和面部表情；注意声音的细微变化；然后，细节填充：眉毛上升，嘴唇颤抖……之后，所有这些信息都会传达到大脑并让我们以某种方式感受到他们的情绪，从而知道这意味着什么。

大脑的许多区域都会参与阅读他人：脑岛、丘脑、海马体、杏仁核和皮质（你可以在本书末尾的大脑地图上看到这些区域的位置）……除此之外，参与其中的还有一组特殊的神经元叫作"镜像神经元"（我们现在去看看吧！）。

为什么我们要成为阅读他人的专家？再一次，这种能力可以追溯到我们遥远的祖先。那时，为了生存，人们需要快速将朋友与敌人区分开来，并了解他们的意图。在某种程度上，我们今天仍然会这样。我们社交化的大脑是追踪线索的专家，它不仅知道如何观察言行，还能察觉更微妙的迹象。即使在不经意间，他人也会给我们数百个关于他们意图的信号，与此同时，我们自己也会向其他人传递数百个我们意图的信号。

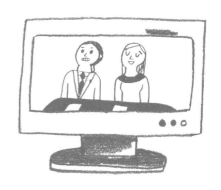

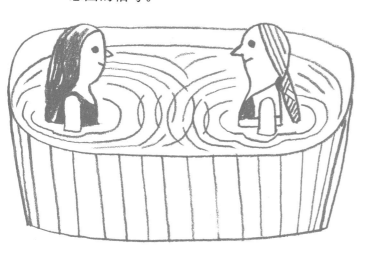

我越了解你，就越了解自己；我越了解自己，就越了解你（只是我不知道从哪里开始）。

从孩提时期起我们就喜欢看到别人的脸庞

早在阅读书籍之前，我们学会阅读的第一件事物就是其他人的表情。我们不仅要学会区分不同人的脸，还要学会理解表情，知道它们传达的情绪。我们出生时已经具备专门负责识别和理解面部的脑细胞，但它们需要经验才能成为专家。我们需要长达 2 年的时间来获得这种能力，通过类似这样的过程：我们看到母亲的微笑，然后对母亲回以微笑，在问答游戏中学习理解对话需要的言语、手势和表情；在大约 6 个月大时，我们不仅可以区分不同的人脸，也可以区分不同的动物的脸（对这个年龄的婴儿的研究表明，我们也能够通过脸识别不同猴子！）；在 9 个月大时，我们的面部识别能力已经非常专业——不是在猴脸上，而是在人脸上！随着时间的推移，我们会变得越来越专业……

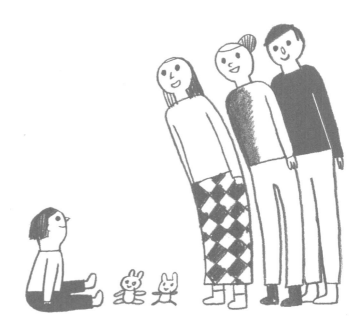

这是什么表情?

我们所有的经历都会影响我们的身体，塑造我们的表情和行动方式。当我们看到一个人时，即使没有与他交谈，也会感受到他是害羞还是自信。当我们看到一位朋友时，也能立即了解他当下的心情。

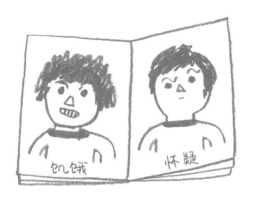

让一位朋友画出你的日常表情合集。

如果朋友介意的话，让朋友画他 / 她自己的表情合集。

给这些表情配上文字，祝你们玩得开心!

语言，毫无疑问，是另一个好帮手

人类的一大特点就是我们能用语言表达感受和想法，这是一种了不起的能力。当然，几乎所有其他动物都能相互沟通，但众所周知，没有哪个物种有如人类语言这般复杂甚至可以书写的交流形式。当我们说话，听到别人说话，以及当我们读写时，大脑的各个区域都会变得活跃。最重要的是布洛卡区和威尔尼克区：前者是语言处理中心，也就是我们安排说话所需声音顺序的地方；后者是负责理解的领域，是我们解释、整理形成想法的地方。

这两个区域与其他许多区域相连接，这使得世界能够存在近7000种语言！拥有这样丰富的语言宝库，人类应该能更好地相互理解……但是，这并非那么容易。

幸运的是，我们还有镜像神经元

如果我们有时感到很难理解自己的感受，那么领会他人的情绪和意图更是一个大难题！幸运的是，我们可以互相交谈，有时这会有所帮助。更幸运的是，我们还配备了一组特殊的神经元，即"镜像神经元"，它可以让我们破译别人的感受，并在某种程度上感受别人的感受。

它们如何工作

当我们看到其他人以我们认同的意图行动（跑步、苦恼、追赶公共汽车等）时，镜像神经元就会变得活跃。镜像神经元的神奇之处在于即使我们不是在生活中与他人面对面，身处与他人同样的境遇，它也可以运作。例如，我们能体会电影中人物的感受。

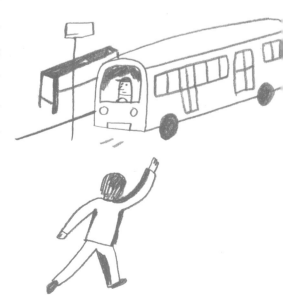

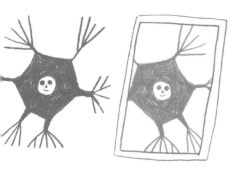

镜像神经元的发现

镜像神经元在20世纪90年代被发现。意大利科学家研究了猴子的行为，他们给猴子的大脑连接了一些电极[1]，电极另一端连接电铃，每当猴子动身去抓花生吃时，电铃就会响起。

然后，最神奇的事情发生了：当一位科学家去抓花生吃时，铃声也响了起来，而猴子甚至都没动，只是在一旁小心翼翼地看着科学家，但它的神经元活跃了起来，好像它自己正在抓花生吃！

科学家起初感到很奇怪，但很快就意识到当猴子看到别人吃花生时，大脑的某个区域也被激活了。于是他们开始在人类的大脑中寻找这些神经元，并称之为镜像神经元。当然，这些神经元不仅仅是一面镜子，因为猴子不仅仅是无动于衷地旁观，它们看到了他人的行动并理解了行为的动机……

我的猫不见了……

1　一种能导电的装置。

镜像神经元也帮助我们做决策

镜像神经元会参与大脑最重要的任务之一：预判接下来会发生什么。当我们看到别人的行为时，这些神经元会让我们在脑海里复制同样的动作，这样我们就能感受到他人的感受，从而更好地判断他们接下来会做什么。举个例子：想象一下，你陪弟弟去看牙医，在候诊室他开始表现得不自然。然后你注意到他在咬指甲，因为他感到害怕……他上次也这么紧张，以至于后来竟然逃跑了。但他通常玩起游戏就感到放松……基于这些过去的经历，你想到一个好办法，那就是和他一起玩猜谜游戏！

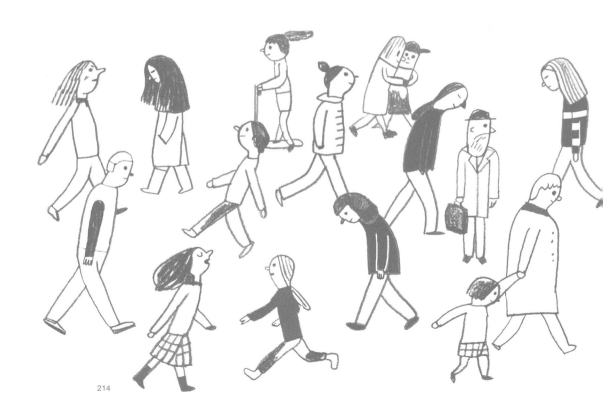

这不是同情，也不是反感，而是同理心

把自己置于他人位置上进行思考的能力就是同理心。当我们产生同理心时，我们往往能像感受自己的感受一样，感受到他人的感受和情绪，于是我们自己也表现出痛苦、恐惧或快乐。当镜像神经元被发现后，研究同理心的科学家非常激动，并立即基于镜像神经元做出相关假设……事实真的是这样吗？

同理心是与生俱来的还是后天习得的

一些科学家认为，同理心是与生俱来的。他们举了婴儿的例子：大约2岁的婴儿在医院听到另一个婴儿的哭声时自己也会哭。这时婴儿已经开始能从镜子中认出自己，在这一时期同理心被强烈地唤醒。这就好像从我们知道自己是谁的那一刻开始，我们也会发现有其他与我们一样或类似的存在：我存在，我感到恐惧、快乐、惊喜；而你，你也存在，也许你也会有同样的感受。这就是同理心的产生。

巴尔扎克的经验

作家巴尔扎克（Balzac）曾经坐下来观察巴黎大街上人们的脚步和动作，并得出了非常有趣的结论。他说人们的步调往往非常准确地反映了他们的思想和生活。试试在繁忙的街道旁坐下来，观察行人。你能得出什么结论？

小挑战

　　当我们成长到 8 岁时，我们开始意识到总有一天自己会死去，也开始会感到脆弱或痛苦，此时同理心开始在我们心中扩张它的位置。我们会感到需要他人，感到与他人一起完成生命的冒险是一件美妙的事。当我们遇到麻烦时，我们也愿意互帮互助。

　　同时，没有同理心会使我们更难与他人互动，并产生联系。不合时宜的反应（如在别人受伤时大笑），很有可能使他人会变得更加封闭并且逐渐远离我们，或者至少无法像我们想要的那样容易亲近。

其他人也会挑战我们

　　生活并非总是充满了同理心。我们周围的人常常会做些我们不理解，甚至很难接受的事情，反之亦然。人们并不总是和我们保持一致，我们时常感受到蔑视、挑衅或者接收到对我们意见或行为的反对。生活在社会（大脑之间的社会）中是一件长久持续但并非总是那么容易的事。

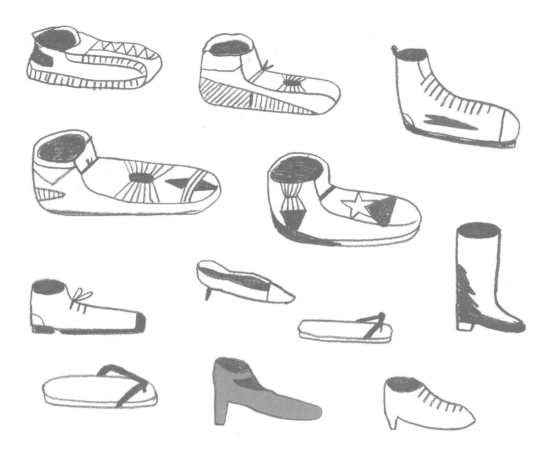

印度有一句谚语说："如果一个人没有连续三晚穿着别人的鞋子（在别人的处境里），就不要批评任何人。"但真正体会别人的处境很容易吗？有些人说这是不可能的，无论我们怎么努力，也无法切身体会他人的经历。尝试一下（在头脑里），让自己置身于一个你不太了解的人（或者你不喜欢、不理解的人）的处境。首先想一想，你们有没有共同的愿望……

小
挑
战

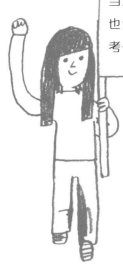

当朋友公开反对你时，不要无视他。即使他反对你，他也告诉了你真相，至少是他认为的真相。如果你仔细思考一下这件事，这可能是认识和反省自己的好机会。

给婴儿看木偶戏的实验

科学家保罗·布鲁姆（Paul Bloom）的团队试图弄清楚婴儿（6个月大和 10 个月大）是否可以对其他人的行为做出道德判断。他们给婴儿演了有三个角色的木偶戏：一个试图爬山的圆圈，一个帮助这个圆圈的正方形，和一个阻止圆圈的三角形。戏剧结束后，科学家把三角形和正方形的木偶带到婴儿身旁，看看他们是否会表现出偏好。结果是所有婴儿都选择了曾帮助过圆圈的正方形作为"朋友"。这个实验告诉了我们什么？这些小家伙虽然不知道"好"和"坏"的概念，但已经开始偏爱那些对我们有益并愿意帮助我们的人。

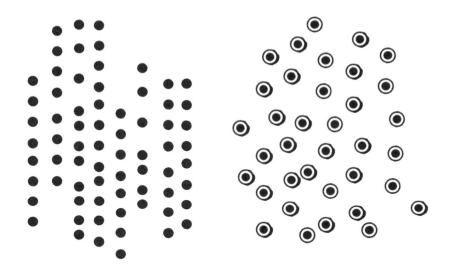

一个群体：自己人，外人

　　与他人互动和归属于一个群体是人类一项至关重要的需求。正是我们大脑的结构——社会化的大脑，使我们想要归属于某个集体（家庭、阶层、俱乐部、团队等等）。为什么呢？因为这种归属感能给我们保护，因为我们本能地知道，共同行动比单独行动收益更大。这种合作意识也帮助人类存活到了今天。

　　但是，要形成一个群体，就自然会有群体内外之分，也会有其他的群体。通常，群体间可以共存，有交集，相互学习，相互补充。然而，我们可能会发现，有时群体间的差异是如此之大，以至于难以形成同理心或进行任何形式的沟通。我们甚至可能认为我们的群体很好而另外一个群体很糟糕，从而产生错误的想法：群体外的其他人都是威胁我们的陌生人。

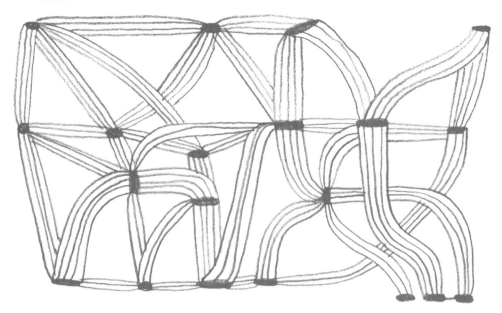

不幸的是，人类历史上有许多这样的事：一些群体认为自己远远优于另一个群体，从而羞辱、虐待甚至杀害其他群体的人。这样的冲突导致了种族屠杀（如第二次世界大战、巴尔干战争、卢旺达大屠杀）和几个世纪的奴隶制度。通常，这些事件伴随着阴谋策略来防止人们产生同理心，例如，关于"敌人"群体的描述总是致力于丑化他们，使他们看起来如此可怕，以至于羞辱或消灭他们显得非常合理。

结论：我们是一张张巨大的神经元网络

你的神经元与其他人（朋友、家人、同事等）的神经元交流，而这些人的神经元又与其他人的其他神经元（其他朋友、其他家庭等）连接并进行交流。你可以试想一下，这样的话地球上的所有神经元就形成了一个相互连接的壮观的网络。好好利用它吧！

你到哪里结束？ 其他人从哪里开始？

制作与你互联的大脑网络地图。现在请回答：这
个网络的终点在哪里？

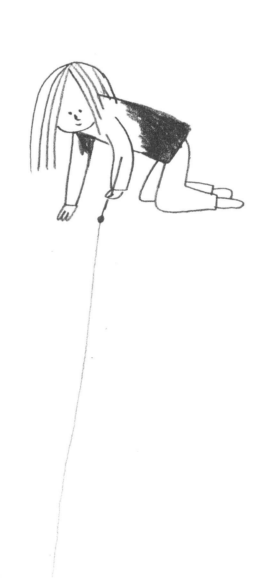

创造力

你是否想到过"这个世界上发生的所有奇妙的
事情都最先来自于某个人的想象"[1]。

---

[1] 出自瑞典儿童文学作家阿斯特丽德·林格伦（Astrid Lindgren）。

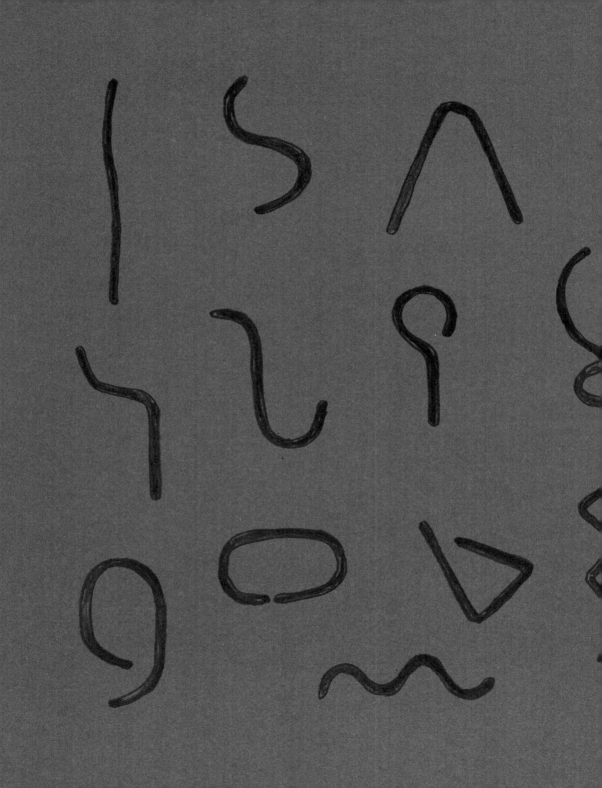

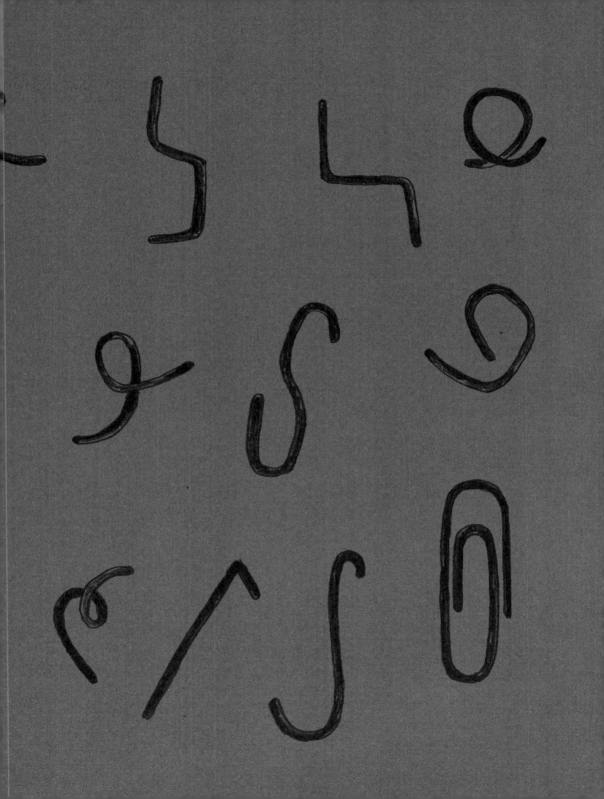

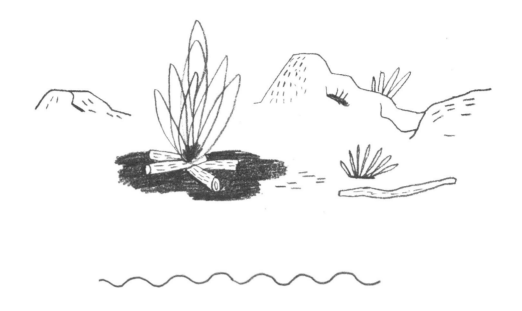

亲爱的思绪，今天你要把我带向何方

　　创造力可以被定义为创造有用事物的能力。但是什么是有用的呢？雨伞、开瓶器甚至疫苗都是创造性的解决方案，我们很容易认识到它们对我们有用。但是艺术品呢？它们可能是新的、原创的，但它们有用吗？对于从来没有艺术体验的人，艺术作品很可能是无用的。实际上，按照雨伞或疫苗具有的实用性来讲，艺术品确实是没有用的。然而，从介入我们的思想、情绪或我们与世界的关系这个角度来看，艺术作品也是有用的。

　　这就是为什么我们说开瓶器的发明（佚名）是一种创造，疫苗的研制（巴斯德）是一种创造，与此同时，小说《爱丽丝梦游仙境》的想象（刘易斯·卡罗尔）或油画《舞蹈》的绘制（亨利·马蒂斯）都是一种创造。

在准备开始把想法弄乱之前，整理一下自己的思绪

回答下面的问题：用"是"或"否"。

1. 创造力是一小群人具有的才能。

2. 创造力不是可以教授的东西。它要么与生俱来，要么与我无关。

3. 创造力主要存在于艺术领域。通常只有画家、雕塑家、音乐家和作家才需要创造力。

4. 创造力只是灵感的结果。也就是说，好的想法不是努力得来的。

　　你回答好了吗？当你读到本章末尾时，再返回来看你是会坚持现在的答案，还是会改变主意。

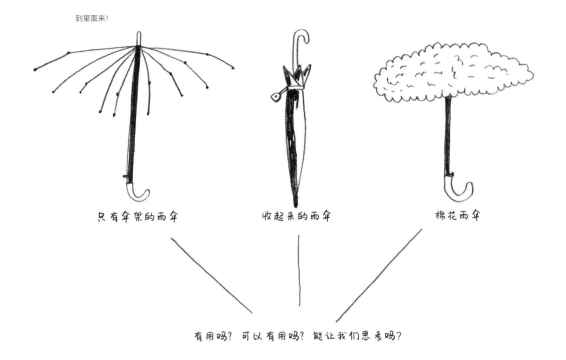

只有伞架的雨伞　　　　　收起来的雨伞　　　　　棉花雨伞

有用吗？可以有用吗？能让我们思考吗？

专家们怎么看这些问题
（我们来看看专家跟你是否所见略同）

我们都很有创造力

　　想想各种各样需要我们使用创造力的情况：烹饪、处理旅途中无法预料的事件、管理金钱……你试着想一想，会发现，即使是阐述我们的想法，也要有创意：寻找合适的句子，更有效、更富有表现力地组织句子。纵观历史，你可能会发现创造力是人类发展的引擎之一。因此可以说，我们都具有创造能力，这些能力在我们的日常生活中越受重视，训练得越多，我们就越有创造力。

黏土车轮

木头车轮

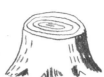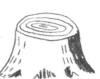

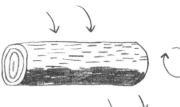

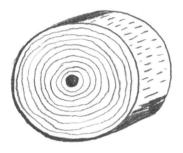

最早的木头车轮是一块实心木头。

后来……

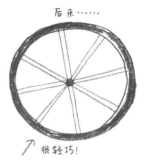

很轻巧!

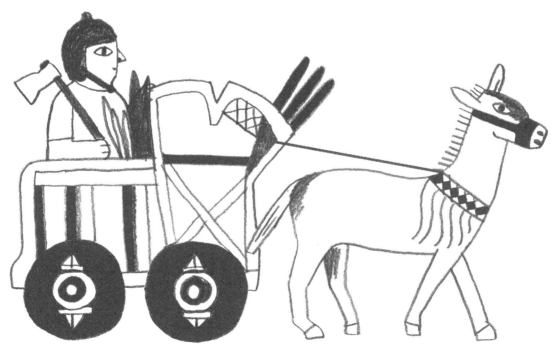

> ## 但是，有些人比其他人
> ## 更有创造力吗？
>
> 也许是这样。因为他们的大脑受到更多的刺激。当然，还有一些（但不是全部）科学家认为，可能是因为这些人遗传了创造性。科学家研究某些精神疾病与创造力之间的联系发现，两者之间存在关联：对某些疾病（例如精神分裂症）具有遗传倾向的家庭同时也是成员具有较多创意的家庭。因此，正如遗传疾病一样，人们也可能会遗传一种"开箱即用"的创造力。

是的，创造力是可以教授的

我们可以学着变得更有创造力，但在我们生活的世界里，这并不总是那么容易，因为创造力产生的最重要组成部分是犯错误。"错误？你确定？但是，我们不是要尽量避免在生活中犯错误吗？"你可能会这样问，而且问得很对。但要变得有创意，我们需要冒险去尝试，这就是错误的来源：想象一位想要创造新甜点的厨师，他如何能在不尝试和犯错的情况下，发明一种新的口味组合？一次不行，再试一次，再试一次，再犯一个错误……此过程适用于所有创造过程，无论是在厨房、科学家的实验室还是画家的工作室。换句话说，犯错很重要。记住这个想法。

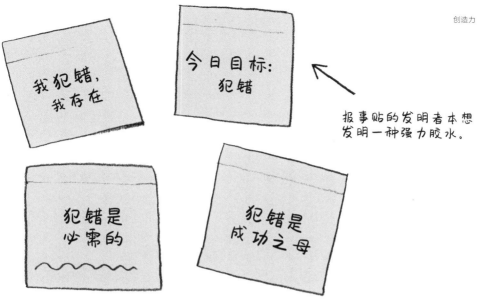

要发展创造力，需要横冲直撞，需要摔倒、擦伤，然后再站起来。
剧作家塞缪尔·贝克特（Samuel Beckett）曾经写道："再试一次，再错一次，下一次会更好。"

聚合思维，发散思维[1]

聚合思维＝聚集到同一个地方

发散思维＝联想到不同地方

聚合思维寻求单一和正确的解决方法，就好像将一切汇聚到同一个地方。而富有创造力的人倾向于摆脱这条已经被探索过的拥挤道路，去寻找新的捷径。追寻不太常见的路径，有时会找到不太容易被发现的解决方案。这种思维方式被称为发散思维，它具有巨大的创新潜力。

1　提出这个概念的是一位名叫乔伊·保罗·吉尔福特（Joy Paul Guilford）的心理学家。

学校真的杀死了创造力吗？

嗯……这取决于学校、老师和学生。但我们可以（有些悲观地）说学校更关注的是聚合思维，是公式的重复，而不是创造性思维。在大多数国家，学生在学校里花费大量时间试图解决"正确"或"错误"的问题，而不是通过戏剧、音乐、舞蹈、诗歌、美术或科学实验等活动来培养他们的创造力和批判性思维，让他们去问，去思考"它会是什么"或"有没有其他解决方案"。当然，这两种类型的思维训练都很重要，都值得重视，但我们的大脑（正如我们之前所见）更喜欢习惯……在已经存在的路径和新的路径之间，它会为了方便选择已经成型的方法。结果是：如果我们不以新的方式思考，我们的创造能力将开始枯萎，就像不锻炼的肌肉一样。

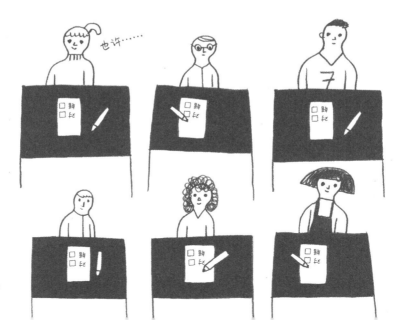

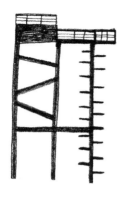

变得更有创造力就是比第一眼看得更远（或更近），
是去看第二眼、第三眼、第四眼。

创造力不是艺术家的专利

确实，艺术家往往展示了丰富的创造力，但所有其他领域也
需要创造力：生物化学、烹饪、教学、机械、园艺、建筑、天文
学、政治……总之，任何存在挑战和问题的领域，我们都需要利
用创造力来提出有效的解决方案。

创造力不仅仅是欢呼"我找到了"的那一刻

我们可能倾向于认为有创造力的人都是特别的人，他们足够
幸运能够比其他人工作更少的时间。那些"创意人"整天都在睡
觉，一觉醒来就有了一个好主意。如果你认
为是这样的话，你就错了。

确实有些科学发现是偶然（错误或
意外）的结果，并且有一些艺术作品可
能就在一个下午完成了创作，但创造是
一个包括四个阶段的过程——准备、孵

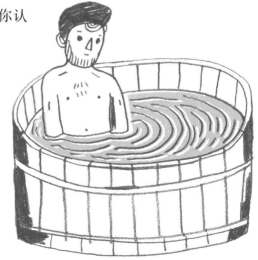

化、灵感和实现，而不是只有最后实现的那一刻，阿基米德在洗澡时大喊"我找到了"，托马斯·爱迪生想到造一个电灯泡的可能性，或者米开朗琪罗从石头上释放出令人惊艳的大卫雕像都是如此。他们和所有富有创造力的人一样，花费了成千上万个小时的时间研究自己的工作，这些时间都是在为最终的那一刻做准备，为了创意火花迸发的那一刻。

两位著名的有创造力的人，科学家路易斯·巴斯德（Louis Pasteur）和阿尔伯特·爱因斯坦（Albert Einstein），将这些故事总结为两句名言。对于那些在研究中得到偶然事件帮助的科学家来说，第一句话很实用，"机会偏爱有准备的人"，也就是说，只有那些在清醒、专注等待的人才能真正从一个偶然的机会中找到问题的答案。另一句是爱因斯坦留下的，你可能已经听过，他说：

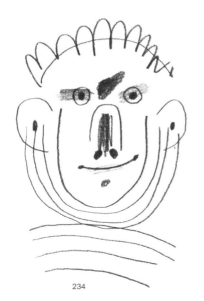

"天才是1%的灵感加99%的汗水。"所以，如果你想为世界做出贡献，你就得保持警觉的态度，你的精神要有一定的开放性，以便新的解决方案"找到你"时你可以认出它来。因为创造性的答案往往是出人意料的，而且完全不同于你一直寻找的解决方法。

毕加索曾经说过："我不是在寻找，而是在偶遇。"艺术家和科学家都需要准备好迎接意外发现。

砸到牛顿脑袋的苹果

据说牛顿（1643—1727 年）在苹果落到他头上时想到了引力（给那些不记得的人：引力是宇宙中所有粒子之间存在的吸引力）。就在那一刻，创造力之光从牛顿的脑袋里迸发出来，但如果苹果落在园丁的脑袋上呢？嗯，那就是另外一回事了……该故事通常不会告诉你的是：牛顿已经花了很多年研究几何或代数，并做了大量计算来测量行星的轨道……也就是说，在最后的灵感到来之前，他已经经历了很多的汗水。

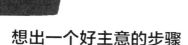

想出一个好主意的步骤

想象你是一名科学家，并且正在寻找治疗由病毒TXC4引起的疾病的方法。

第一步：学习

首先，你必须非常了解该主题，了解不同病毒的特点，并尽可能地阅读有关此病毒的所有信息。你也需要了解其他科学家的工作，也许他们也在寻找解决同一问题的方法。你们的想法可以相互补充并推动、产生新的解决方案。这样的研究通常会耗费很多时间……

第二步：从各个角度看问题

你应该从许多不同的角度，甚至从很不常见的角度来看待你的研究主题。例如，想象一下，所有科学家都想从热带植物中提取某种物质来破坏TXC4病毒（已被证明能够减弱但不能消灭它），或许你可以尝试找到另一种方法来摧毁它。例如，如果你知道我们的血液中有一种蛋白质已被证明能够在某些条件下对抗其他病毒，那么你可以尝试运用这些知识来解决这个问题。

第三步：建立出人意料的联系

A：你已经很了解TXC4病毒的各个方面。

B：你已经知道一些植物能缓解该病毒的危害。

C：你已经知道人体内有一种蛋白质能够摧毁类似的病毒……

出于某种意想不到的原因，你决定采用**A+B+C**，然后你结合了上文中提到的人体血液中的蛋白和从热带植物中提取的物质，从而获得了一个摧毁这个病毒的有效方法！

这就是创造力在科学界的应用……当然，真正获得有效的解决方案可能需要很长的时间。

　　激发我们创造力的信息可以来自各个方面：文学、艺术、科学，甚至是与朋友的对话。例如，学习土木工程研究中与造桥有关的应力模型有助于了解手术或事故后人体组织的伤口修复机制。这就是为什么说所有（真正的所有）知识都有用。我们只是不知道什么时候会用到它们或用到那些起初被认为是"错误"的想法或解决方案……但是那一天会到来的！

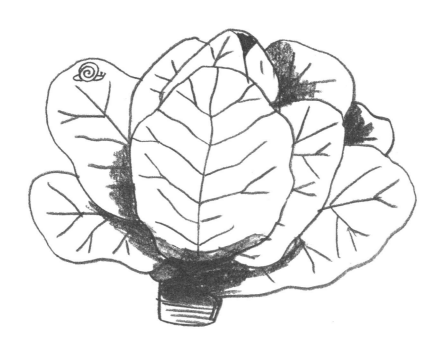

预先制作、预先冷冻、预先准备好的想法几乎总是在扼杀创造力。
因为创造力就像新鲜的蔬菜一样，得是刚刚从菜园里摘来的。

A+B 并不总是数学

富有创造力的人更有可能在看似不相关的元素之间建立联系,所以他们能够看到其他人看不到的东西,就像创造力给了他们一个特殊的神奇视角。其实你也拥有这个神奇视角,想尝试一下吗?

试着用这些乍一看没有任何联系的图片编一个故事。

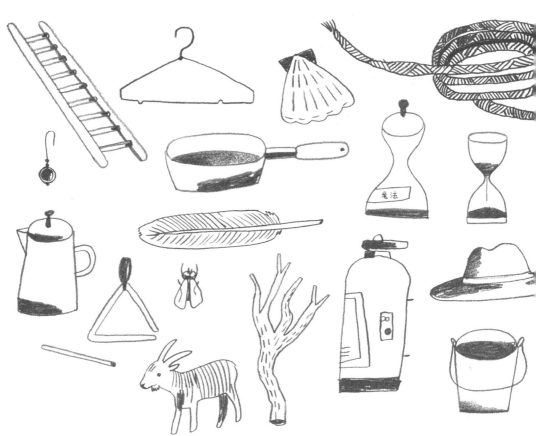

你可以吗？你脑子里想到了什么？

首先，你仔细看了一遍图片。你的视觉皮质已经注意到了图片的形状、大小等必要信息……然后你的大脑很可能已经将图像转换为文字和认知，并赋予了它们意义。

然后你的想法继续漫无目的地游荡，你的大脑开始调动特定区域建立联系（在所谓的大脑皮质关联区）。在这个过程中，你的大脑已经在你的个人记忆中寻找材料，从而创造出独特的素材来构思故事。如果你已经试着编了一点，你肯定会发现你的故事跟别人编的故事大不相同，因为其他人会有其他的记忆并做出不同的联想。你可以邀请别人一起做这个练习，然后对比你们编的故事。

追踪大脑的创造力

追踪大脑内部的创造力并不容易。一部分神经科学家采用了一种方法，就是研究生活中最有创造力的人。

例如，有些科学家研究了演出中的职业爵士钢琴家和即兴说唱歌手，试图弄清楚他们的大脑在即兴表演时的表现。

为此，他们比较了两种情况下获得的钢琴家大脑图像：演奏记忆的曲谱和即兴创作时。然后他们得出了令人惊奇的结论：在即兴创作时，钢琴家大脑中负责内省思考的前额叶皮质区域的活动增加（通常发生在我们坚持做一件事的时候），而另一个负责计划行动的区域的活动则减少了（通常发生在我们决定不做某件事的时候）。

我们能得出什么结论

很简单：创造性大脑在不关心其他想法时工作效果最佳。就是说我们需要放松对它的控制才能产生新的想法。很有道理，不是吗？

如果你正在集中全部精力处理一件事情，那么你的大脑就很难联想到其他地方了，你同意吗？

另外：对即兴说唱歌手的研究得出了完全相同的结果！

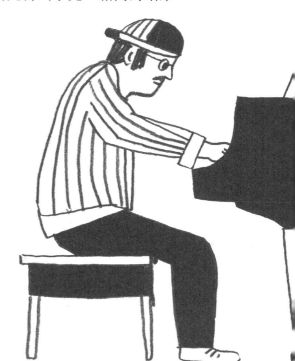

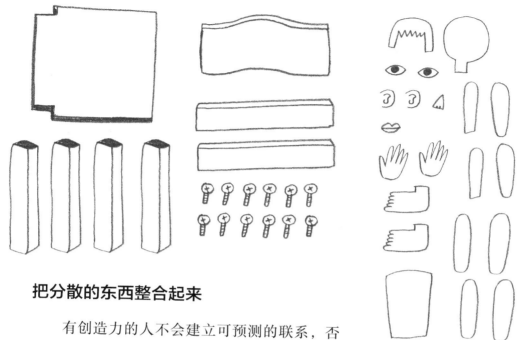

把分散的东西整合起来

有创造力的人不会建立可预测的联系，否则他们就不能被称为有创造力。伟大的创造力会远离平庸（例如惯用词组），并尽量不使用固定的模式，因为这些可能成为阻碍想象力进一步发展的障碍。关联越自由，产生的结果就越令人惊讶。

举个例子：制作电影是选择并创造序列的艺术。在收集的声音和图像之间，导演选择要使用的素材并按某种意图组织它们。这就是为什么电影的组合方式非常重要。因为它会影响故事的讲述方式以及观众如何接收故事。每一位导演都有自己非常个人的（明确的）组合过程，导演罗伯特·布列松（Robert Bresson）总结说："电影是将素材以从未有过的方式汇集在一起，而且这种组合似乎并不显而易见。"

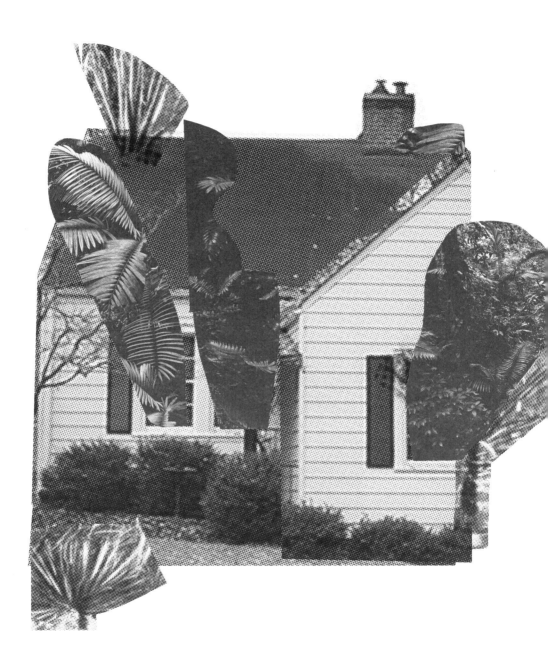

存在学习创造力的 "菜谱" 吗

当然没有。培养创造力正好与按照菜谱做相反。即使你知道所有的原材料和一千种烹饪方法，你也必须靠一个额外的步骤才能烹饪出原汁原味的 "创造力"。但是有一些有助于创造力形成的重要注意事项，例如：

▶ 要勤于思考

也就是说，要多动脑子。保持大门敞开，让世界能够不断带给你新的素材，并准备好使用它们。

▶ 要有批判精神、灵活度和勇气

也就是说，敢于质疑正常的和大众已经接受的事情，敢于尝试新的解决方案。即使它似乎违背了一切人或事物。即使它违背了大众的共识和日常的惯例。这也是为什么创造力需要勇气的陪伴：为什么我要继续这样做？我就是要尝试一下！

▶ 思考，放松，徘徊……

想法到来的时机可能非常难以预测，并且经常在你意想不到的时候来临。这并非偶然。通常灵感都在我们的思绪休息的时刻造访，仿佛当我们工作时这些想法在慢慢地发酵，然后在我们的思想 "降低警惕" 时悄然来袭。

一个简单的回形针能用来做什么？试着尽可能想出更多种用途。

小挑战

桌子就仅仅是桌子吗？

人们平时不以为意却对人的成长至关重要的活动是什么？那就是玩耍！被心理学家和教育家称为"象征性游戏"的玩耍是我们成为社会性动物和变得更具创造力的基础。你还记得在桌子底下藏猫猫，并想象自己在山洞里的情形吗？还记得曾经玩的各种商店、战争、上课游戏吗？在游戏背后，你其实正在做一件你的大脑也会经常做的事情：用创造性的方式去呈现一个世界，以训练自己应对生活中将会遇到的各种各样情况，例如，协商和解决问题、管理冲突和情绪或创建规则。

小挑战

奇怪？我？

给自己自由，做一些看似奇怪的事情……

这可以帮助你摆脱惯常的思维模式，唤醒你的创造力。比如：

- 闭着眼睛画画。
- 重现放学回家路上的声音。
- 与朋友一起设计一门新语言。
- 一个星期不使用科技产品。

试着制订自己的奇怪计划……

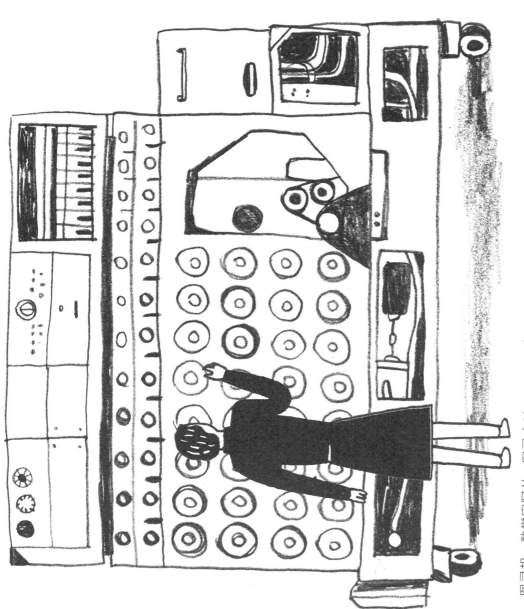

图灵机：数学家阿兰·图灵（Alan Turing）于1936年设计的抽象机器，能模拟人类进行数学计算的过程。多么伟大的发明啊！

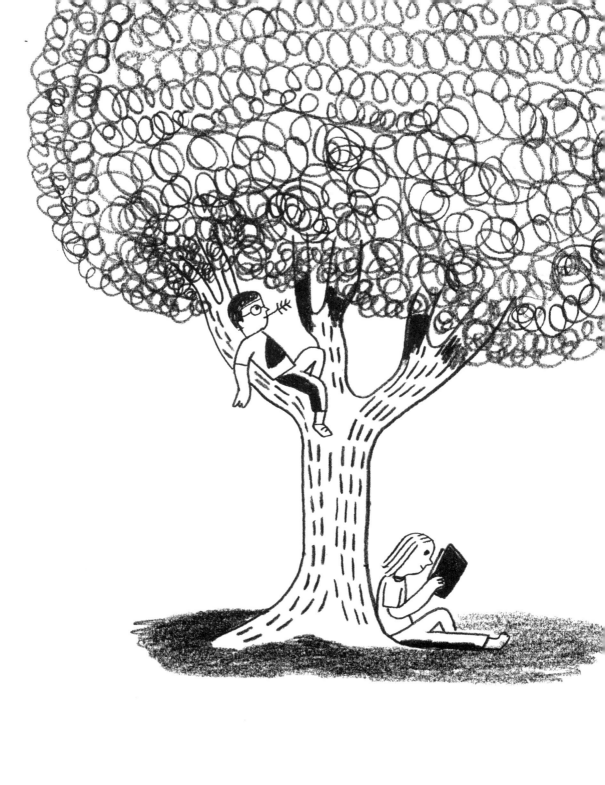

审美体验

当我们从自身抽离，重新回归现实时就得到了升华。

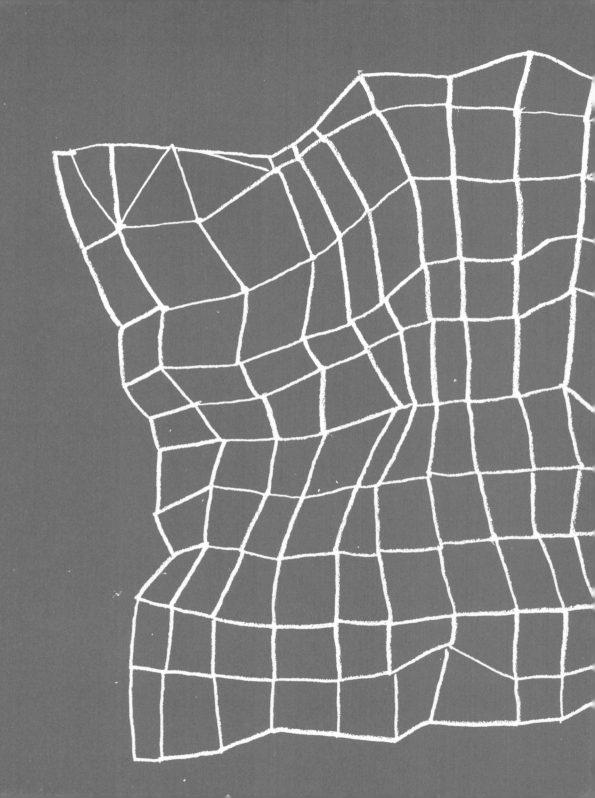

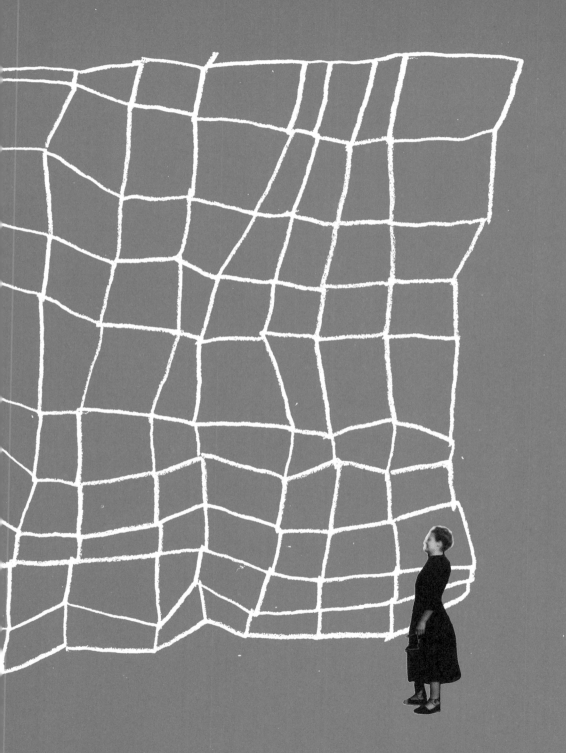

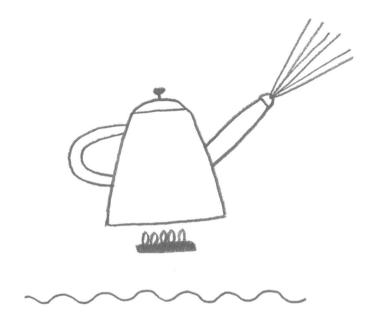

我们需要靠什么活着

在本书中，我们已经看到除了氧气、能量或休息之外，我们的生命还需要许多其他元素。例如，与能够为我们提供挑战和新体验的其他人进行联系，或者，另一个例子——好奇心。你能想象对任何事情一点都不感兴趣的生活吗？你很难让自己这样活着！

在所有这些日常活动，如吃饭、呼吸、睡觉、说话、发现、学习之外，有一个领域通常被视为"孤悬的行星"。这就是当我们听管弦乐队、读一本书、欣赏风景或雕塑时可能产生的体验——审美体验，它不仅包括感受事物的美丽，还包括许多其他的感觉和情绪。

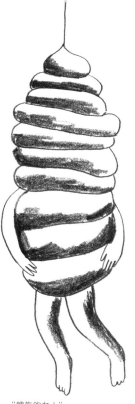

艺术不仅仅是追求美丽。

反思社会或政治也可以是艺术。

因此，艺术品可能是丑陋的、令人震惊或有侵略性的。

重要的是它会以某种方式改变我们。

　　但质疑也随之而来……许多科学家认为，说到底，大脑的存在只是为了让我们活着并且将生存机会最大化，那么我们刚刚描述的那些体验有什么用呢？因为，没有音乐，没有美丽的风景，没有让我们思考的画作，或者没有能够改变我们一生的书籍，我们依然可以活下去。

"螺旋的女人"

路易丝·布尔乔亚（Louise Bourgeois），1984

哲学家怎么说？

　　许多哲学家也曾思考过"审美体验"是什么。其中一些哲学家强调了两个重要方面，以区分于其他类型的享受体验（如吃冰激凌）。

▶ 首先：享受美学对象（如书或画）并不意味着吃它！也就是说，审美体验并不意味着改变、摧毁或购买被欣赏的对象，而是去解放它。

▶ 其次：审美体验可以无限分享，不像冰激凌，越分享，它就消失得越快！

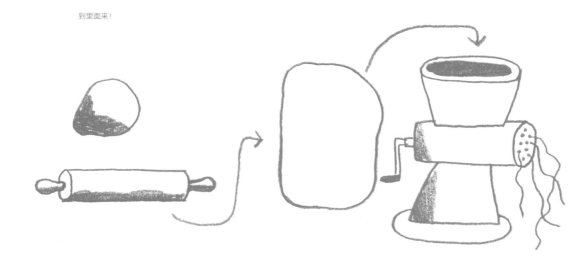

我们称为"审美"和"艺术"的体验是什么

通过这两种体验我们可以表达和感受自己或他人的情感，我们也可以思考世界或了解其他观点。或者可以简单地说，它们能够带给我们快乐。但仅是为了快乐而快乐吗？科学家总是充满怀疑，他们认为一切都是有原因的：如果大脑给予我们快乐的奖励，一定是出于某种原因，那会是什么原因呢？

这个神秘的领域有如此大量的各种各样的问题，因此吸引了许多不同领域的探索者：哲学家、心理学家、艺术史学家、艺术家……最近，几个神经科学家的团队也加入了这个行列，试图研究当我们作为艺术创作者或艺术欣赏者，进行艺术或审美体验时大脑中最活跃的区域。这就是神经美学这一研究领域的形成。

当各路探索者开始探索新事物时，新的发现就会应运而生。

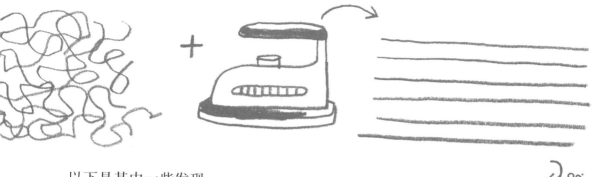

以下是其中一些发现：

▶ 研究1：品尝冰激凌和欣赏艺术品是一回事吗？

有些研究人员试图回答这个问题并提出以下假设：也许我们的大脑最开始是以生存为出发点来评估世界的事物——食物、表情、声音等，后来逐步将评估体系扩展到了艺术和其他类型的欣赏（例如自然景观）。出于这个原因，这些研究人员推测，在进行这两种欣赏行为（冰激凌和艺术品）时可能存在共同的大脑活跃区域。经过研究，他们得出的结果是肯定的，而且参与这两种体验的共同区域之一就是脑岛，还记得它吗？

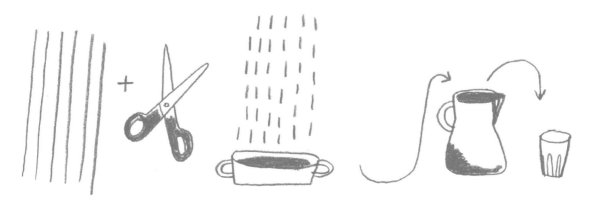

当我们感到疼痛或厌恶时，这块大脑区域会被激活，并帮助我们决定是不是喜欢某个事物。

即便如此，仍有许多研究人员不太确定享受任何不同的事物给我们带来的乐趣是否相同，比如甜点与巴赫奏鸣曲（如果你还没有听过巴赫奏鸣曲，请去听一听，让自己高兴一下），所以他们继续尝试回答以下问题：

- 数学中有美吗？
- 艺术有什么用？
- 为什么很多人看起来"没什么特别"的抽象画对有些人来说是如此有趣？
- 为什么艺术如此吸引人并给予我们如此多的快乐？
- 当艺术家、即兴音乐演奏家或舞蹈演员表演时，他们大脑的哪些区域会被激活？

▶ 研究2：探寻数学方程的美

由于许多数学家用"美丽"形容数学方程，因此神经科学家泽米尔·泽基（Semir Zeki）试图确定像数学这样的抽象事物的美感体验是否可以与我们欣赏音乐或绘画时的美感体验相提并论。为此，他让15位数学家观察事先被归类为"美丽""无动于衷"或"丑陋"的方程式，并分析他们的大脑活动。

实验表明，数学蕴含的美感激活了眶额皮质（就在眉毛后

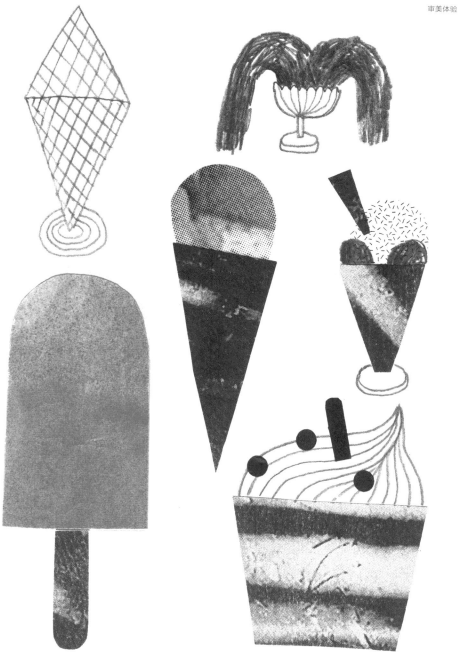

实在无法在诗歌和四层冰激凌之间做出选择啊！

面!),这也正是其他感官刺激(声音、图像等)带来的美感激活的区域。

▶研究3:电影、书籍和绘画能带给我们什么?

有人说,艺术是一种沟通微妙情绪的方式,因为这些情绪难以以其他方式表达。然而艺术的目的仅此而已吗?

或许不是的。人们相信这个谜团背后蕴藏着知识的获取……但是通过艺术获取知识?然而很多人似乎不需要艺术也能生活,那么艺术是如何使我们获得生存需要的重要知识的?没有它,我们不能活下去吗?

很多学者认为艺术能够将我们带到日常生活中到不了的远方。好像只有通过它,我们才能够触及某些思想和情感,而这是我们穿鞋或做菜时无法达到的境界(除非我们一边做饭,一边写诗或谱曲)。

举个例子:当我们读一本小说或欣赏一幅画时,我们的神经元(那些被称为"镜子"的神经元,还记得吗?)会引导我们体验我们正在观看、阅读或听到的世界,这让我们了解世界上存在的

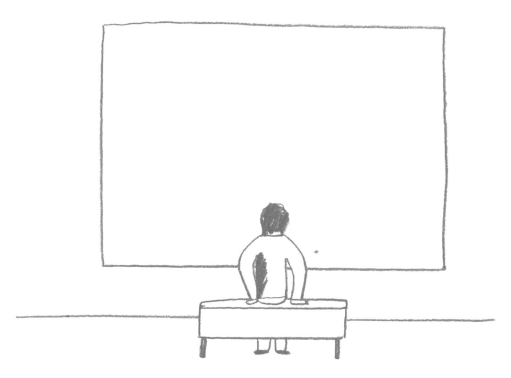

一件艺术品会使看到它、听到它或阅读它的大脑去解释它，质疑它，并加入自己特有的东西（参考资料、记忆等）。

其他观点，并提出更多疑问。你同意吗？

　　除此之外，艺术给了我们一个机会，哪怕偶尔一次，使我们从现实中抽离。因为现实往往有点令人疲倦，而且总是需要大脑保持紧张。

　　有人说，伟大的作品是那些能让我们抽离出现实和自身的作品。当我们再回归现实时，已经变成了不同的人。那些更能让我们抽离，更能激励我们或使我们自省的作品，就有更强大的能力让我们带着新的视角或力量回归现实。

当心：艺术可以改变你！

你肯定听过这样的说法："自从我读完这本书以后，我的生活就发生了变化。"在某种程度上它是真的：我们变成了不同的人，有了新的层次、新的神经突触。

想想哪些歌曲、乐队、艺术家、戏剧或电影给你带来了改变?

▶研究4：抽象艺术的秘密是什么?

在"日常模式"中，大脑必须时刻关心现实，但是在"艺术模式"中就不一样了。当你从事艺术创作时，你就像在度假一样，因为你可以唤醒自己感官系统中的各个部分，和它们一起玩耍。

这就是为什么艺术家不需要原原本本地表现现实，例如，他们可以决定在作品中只使用一种颜色（比如蓝色时期的毕加索），任意解构对象，或者同时从不同角度表现物体（就像立体主义画家所做的那样）。

抽象艺术是我们逃离日常物体、人物和景观获得休息的独特机会。我们大脑的许多系统的工作就是去识别日常事物，所以抽象化的事物可以带给大脑的一次大解放。此时，大脑可以不必以功能化和自动化的方式去识别所有事物，它可以与所看到的东西玩耍，去发现新事物，或者去观察内心的情绪和灵感。

看了这幅画以后，我就变得不一样了……

还在研究中的另一个问题：我们的大脑是个艺术家吗？

有些科学家，比如泽米尔·泽基和维莱亚努尔·拉马钱德兰（Vilayanur Ramachandran）认为艺术有这样的功能：就像大脑一样，艺术家抓取他们认为重要的场景、主题或瞬间呈现在伟大的艺术作品中。艺术家把通过他们的视角过滤后的世界分享给我们。

想象一下，你在一个秋日去看海。感官带给你很多信息，除了海洋的气味和波浪泡沫的颜色，你的大脑还会接受数百种不同的刺激，例如：光的亮度（照在沙子、海水、天空上）；微妙的色差（干沙或湿沙、浅海或深海）；你与风景，以及各种风景之间的距离（最低和最高的云、靠近海岸的冲浪者和靠近地平线的船）；物体的形状；不同角度下的浪花等等。

忽然，一片乌云遮住了太阳，我们刚刚描述的风景发生了巨大变化。在这不断变化的世界中，大脑如何跟上？如果所有参照物都发生变化，我们要怎样才能继续观察同一个世界？那就得靠大脑从这些变化中抽象出重要信息，它只设法捕捉我们选择看到的风景（比如此处秋天的海滩）。正如科学家泽基和拉马钱德兰所说：答案在于"过滤"这个行为。

如何使艺术作品成为杰作？

如果你回答"掌握一项技巧"，你就没有答到关键点，但你并没有完全答错。当然，首先你的确必须掌握一项技术（比如长时间练习小提琴或写作），这样你就可以不用担心技术的制约了。同时我们还必须了解在我们之前的作品的历史。具备了这些条件后，艺术家就获得了自由，好像有了飞翔的翅膀，他们就能够创造出更复杂的原创作品。可能这就是杰作的产生过程。

"毛毡西装"
约瑟夫·博伊斯，1970

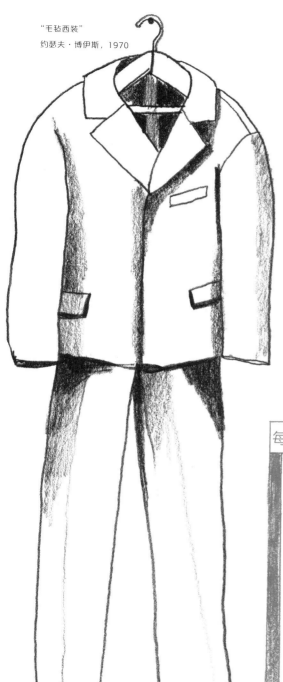

每个人的心中都住着一位艺术家

德国艺术家约瑟夫·博伊斯（Joseph Beuys）（1921—1986 年）说每个人都是艺术家。正如博伊斯所说，在每个领域——从农业到教育，所有人都可以提出创造性的解决方案，从而在道德、经济、环境或其他方面更好地塑造社会。

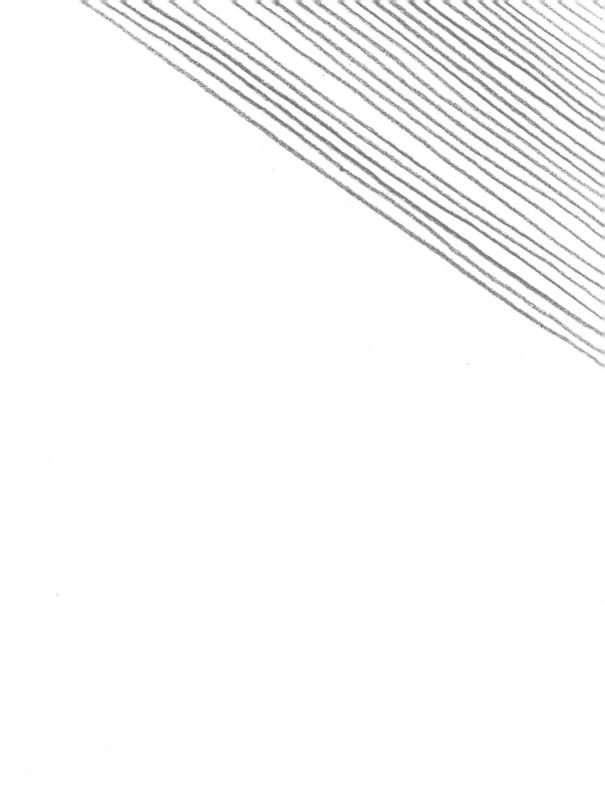

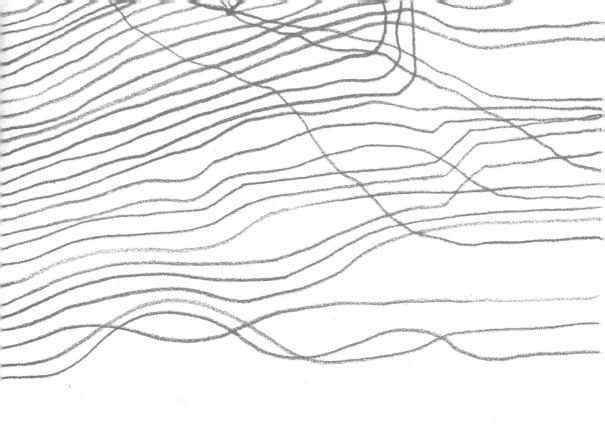

艺术家创作作品时在追求什么？

　　表现现实，创造现实，夸大它，克服它，超越它，扭曲它，逃避它，还是解构它？即使只是描绘卧室窗外的风景，艺术家想到的也不止一种可能性。

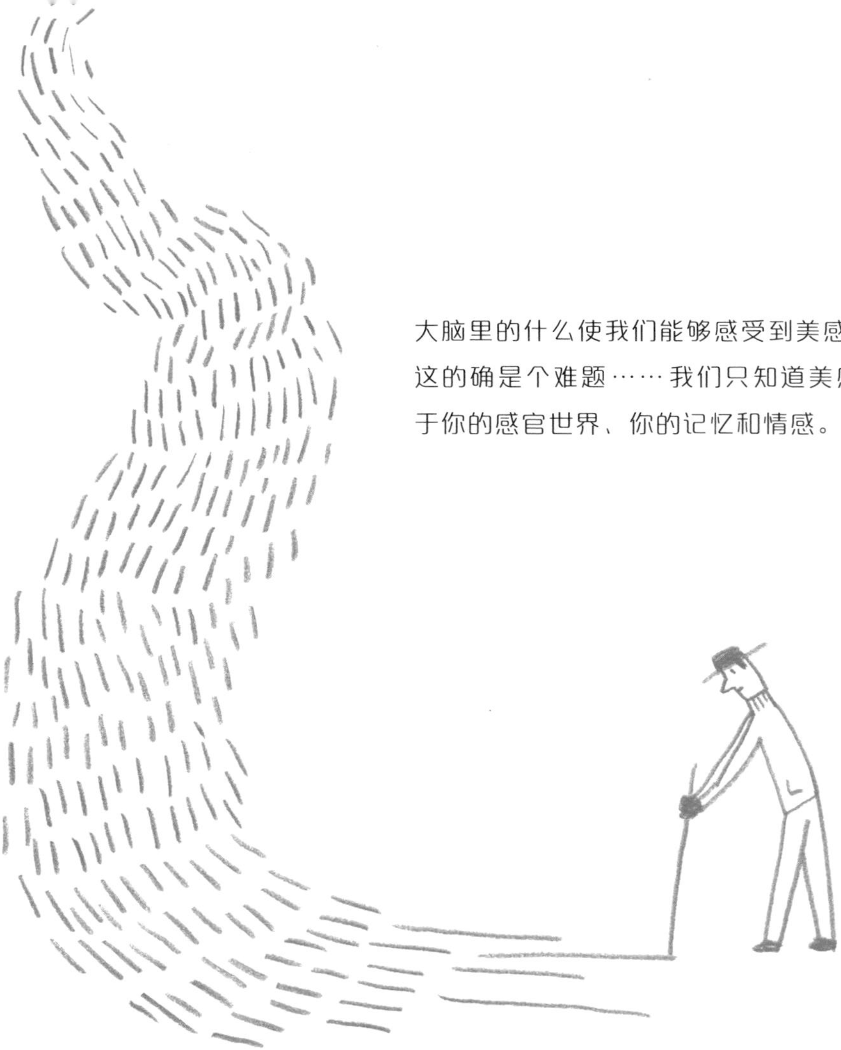

大脑里的什么使我们能够感受到美感？嗯，
这的确是个难题……我们只知道美感起源
于你的感官世界、你的记忆和情感。

绘画需要花费大量的脑力。

不过请大胆尝试，不要怕。

　　绘画工作需要调用大脑的很大一部分。准备一张纸、两三
种画笔（铅笔、水彩笔等），试着画画日常生活元素：玻璃杯、
鞋子、一只猫……

▶ 练习 1：不看着画纸画画。

▶ 练习 2：用左手画画（如果你是右撇子的话）。

▶ 练习 3：仅用线条画画。

▶ 练习 4：仅用光和阴影画画。

不要担心结果。观察事物并画出来，不用怕犯错误（别忘了：没有错误的画，只有不同的体验）。

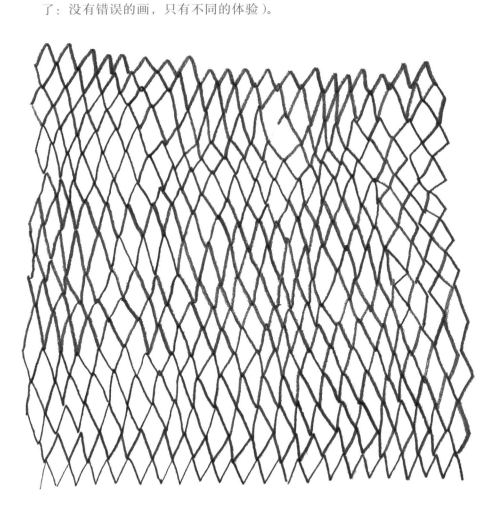

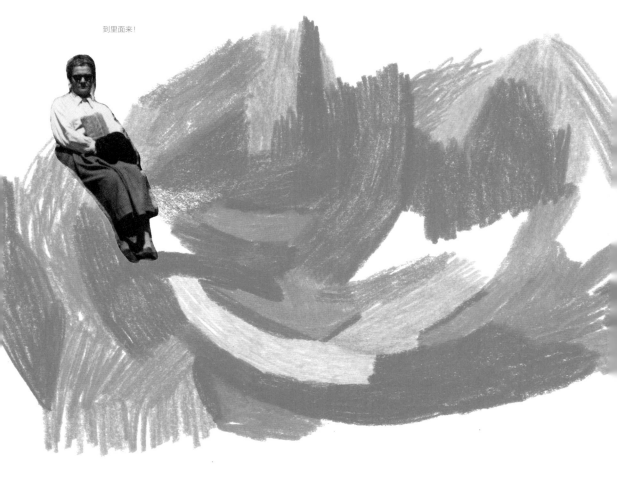

但这些乐趣是哪里来的

　　音乐、舞蹈、绘画或阅读激活了大脑的快乐中心 —— 其中一个是伏隔核，还记得吗？然后触发多巴胺的释放，这就是我们吃美味冰激凌时释放的物质（也许这也是为什么一些科学家认为吃冰激凌和欣赏艺术雕塑的体验应该属于同一个大类）。但是，艺术体验也激活了杏仁核（与情绪相关）和前额叶皮质，前额叶皮质是一个更多（但不仅仅）与抽象思维联系在一起的区域。

　　大脑中并不存在聚集在一起的"艺术中心"。正如本书讲到的其他大脑活动一样，大脑里不同的区域相互协调，根据正在欣赏的艺术作品（舞蹈、电影、音乐等）的不同，大脑调用的区域也各不相同。

例如，当我们欣赏舞蹈表演时，视觉皮质会参与进来（毕竟我们要看到动作）；如果舞蹈伴随着音乐，听觉皮质也会参与；还有运动皮质，因为即使我们只是静静地观看，大脑也会伴随着编舞的动作活动。

为了欣赏舞蹈的美感，我们还要调用过去的经验（例如依靠大脑里与记忆和情感相关的区域），其中包括我们是喜欢还是讨厌它，或者我们是否是某位特定舞者的粉丝……这一切都会影响我们的体验。

关于这个问题的研究仍在继续，我们还在不断发现有新的大脑区域参与艺术体验（见下方方框）。

关于音乐：我们期待或不期待什么？

在对音乐带来的乐趣进行研究后，科学家丹尼尔·列维京（Daniel Levitin）得出以下结论：当我们听一首歌时，大脑不仅向听觉皮质发出信号，还向小脑发出信号。小脑是负责平衡和运动协调的区域。因此，小脑是大脑内测量时间和节奏的机器，当一首歌传来时，小脑会尝试与它同步。我们感受到的愉悦与这个同步有关：一方面，我们喜欢预测接下来的声音，另一方面，我们喜欢意想不到的惊喜。大脑很乐意从各种同步中获得乐趣。

我们身体里的艺术

为什么音乐和舞蹈在人类生活中如此重要

这些活动可以帮助我们传达信息。在文字还没有诞生的时代，唱歌跳舞可能是记忆重要事情的好方法。并且，你可能已经感受到，唱歌跳舞能使人们更团结，帮助我们驱逐对黑暗中的捕食者的恐惧，或者在完成一项艰巨的任务时为我们鼓劲——比如做农活时一起喊口号可以帮助我们一起使劲。

读什么就是什么

阅读时大脑内部的成像观察向我们展示了阅读文学作品的力量是如何的强大。当我们阅读时，我们似乎生活在被阅读的作品中，而我们经历的生活又将会改变我们。当我们读到对逃亡的描述或两个恋人第一次亲吻时，大脑里会发生什么？我们的大脑也会感受逃亡的紧张或亲吻的愉悦吗？答案是肯定的。科学家先是发现与行动有关的词语（跑步、跳跃、接吻等）会激活与执行这一动作相关的大脑区域。然后他们又发现了更多：当我们读到与手部

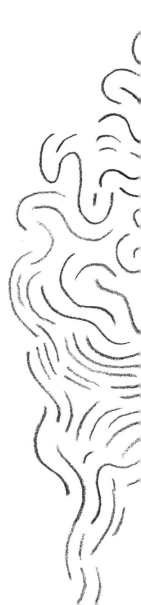

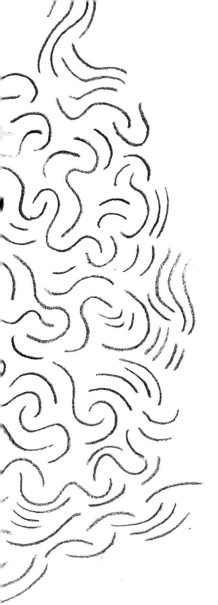

动作相关的段落（挥剑、指挥管弦乐队、第一次触碰彼此的手等）时，大脑的反应就像我们真的生活在所阅读的情节里一样。

当然还有很多类似的例子。比如当我们阅读与气味相关的词语，例如"咖啡"时，不仅大脑的语言区域被激活，气味区域也被激活。同样，当一段文字或诗歌使用比喻（即不是字面含义）时，例如"她有天鹅绒般的皮肤"，大脑会以某种方式感受到柔软的天鹅绒，证据就是与触感相关的大脑区域此时是活跃的。

小挑战

诗歌，由此岸到彼岸

创造一个比喻就是赋予一个词语新的含义。我们可以通过灵活地使用语言来更好地表达自己。试试用比喻来描述：

▶ 你的头发；

▶ 你疲惫时的心态；

▶ 你对姐姐、兄弟或朋友的看法。

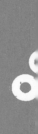

如果你想了解
更多……

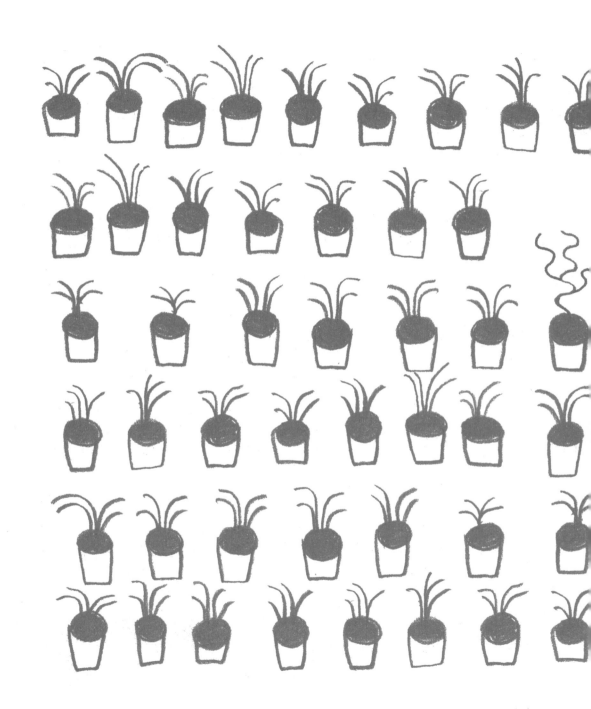

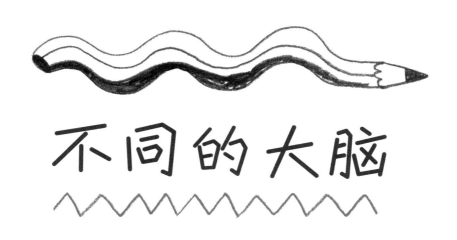

不同的大脑

当大脑以不同的方式工作时

在这个由数万亿个突触构成的复杂网络中，并非一切都是完美的：我们的大脑可能生来就以一种不常见的方式工作，或者在我们后来的生命中，某些疾病或事故影响了大脑的部分功能。

神经科学领域的许多发现和突破正是通过观察这些不同的大脑来实现的。但不好的一面是，对于这些有不同大脑的人来说，适应这个世界往往是困难的，因为对于他们，现实以一种独特的方式被理解。因此，他们经常被孤立在一边，处于不利地位，无法获得满足感。

大多数时候，大脑的问题对其他人来说是看不见的，不像腿骨折或皮肤上的疤痕。幸运的是，它们也许本身也不是大问题，只是人们在感知周围世界、反应或思考问题的方式上存在差异。

你可能已经听说过大脑功能异常如阅读障碍或多动症，甚至可能已经在学校或班上遇到过有这些特点的同学……

这些同学可能在学习某些科目或玩某些游戏方面会更加困难，但他们也可能拥有其他人没有的能力。

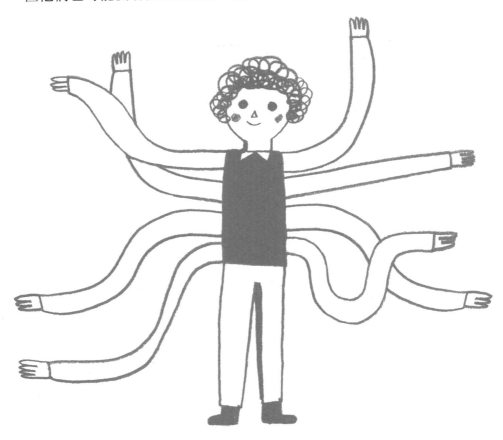

像所有人一样，拥有不同大脑的人也喜欢结交朋友。他们也喜欢分享、玩游戏、开玩笑或参加聚会。

大脑会尽可能地提供一切

幸运的是，研究人员、医生和治疗师研究出了越来越多的治疗脑部疾病或损伤的方法。在某些情况下，神经外科医生可以打开我们的大脑并非常小心地进行手术。但是处理这些问题并不是那么容易，而且大多数问题也并不能靠开颅手术解决。此外，所有医生和科学家都认为，许多大脑问题仍然是一个谜。

也许你还记得，大脑是具有可塑性的，能够在之前的神经元不能工作的时候让新的神经元接管它们的工作，有时在事故或疾病中丧失的大脑功能还可以恢复。而对于出生时大脑就不同的人来说，则有必要尝试用特别的方法激发他们所有的能力。

我们期待你去更好地了解这些不同的大脑。我们也期待你尽可能地去帮助这些人（和他们的大脑）。

你能想象吗？

❱ **情景** 1：早上醒来，你疑惑自己为什么没有听到闹钟响。你发现一切都是沉默的，都太安静了。你打开卧室的门，一点声音都没有，你还以为每个人都已经出门了。然而，当你进入厨房时，你看到父母正坐着说话……但是却听不到他们说话的声音。你完全听不到他们在说什么，因为——你失聪了。

情景2： 在一个勇敢的跳跃后，你脑袋着地了，然后你昏了过去。当你醒来时，你在街上看到一张写着这样一句话的海报：

本遇芋！卞耍措寸！

你在哪个国家？发生了什么？事实是你就在同一个地方，然而你的大脑负责解码语言的区域发生了损伤，因此你无法阅读和理解文本的含义。那句话其实是："木偶节！不要错过！"

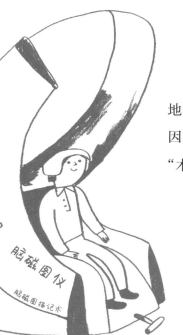

脑磁图仪

脑磁图描记术

情景3： 你在教室里。从窗户射进来的光线刺痛着你的眼睛。同学们在交头接耳，但对你来说，他们听起来都像是在大喊大叫。你也无法跟上老师所说的话，因为他讲得太快，讲了太多东西。你无法集中注意力，感官被信息所淹没。你很想告诉同学们，你想跟他们一起玩耍，但你不知道该如何说出来……你天生就患有自闭症谱系障碍，你以独特的方式感知这个世界。

这些场景代表了许多人的真实生活，其中或许就包括你身边的人，这些人的大脑工作方式与众不同。你能想象一下这种与众不同的日常生活是什么样的吗？这听起来就很困难，事实上也是如此。

为什么这么难?

（它必须那么难吗？）

大多数人的大脑都为他们提供了生存和发展的理想工具。因此，这个社会用符合大多数人习惯的方式规划一切事物。试想一下日常的器具，比如一些剪刀，就不方便左撇子使用，或者试想对色盲解释交通信号灯的颜色有多困难。因此在这样的现实中，少部分人的生活就会变得困难，比如：

> 他们很难学习或做到一些对其他人来说很简单的事情，因此也很难融入许多活动（工作、休闲、玩耍等）；

> 他们会受到歧视，被归类为"什么都做不好的人"，并且会因为他们无法拥有与大多数人相同的能力而被排挤；

> 他们更容易孤独，朋友更少；

> 他们往往会遭受冷漠、不尊重或嘲弄。

这一系列现实导致对于许多拥有不同大脑的人来说，比他们自己的大脑问题更难以克服的是周遭的歧视。世界不应该是这样的！

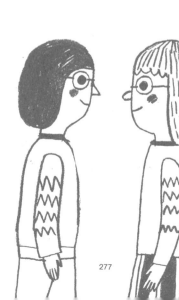

有不同大脑的同事或朋友对你来说是一个学习的机会，一个让你去破译他们的世界的机会。请也帮他们破译你的世界吧！

你有没有注意到电影院的电影是如何播放的？音量很高，各种声音和颜色弥漫在房间和屏幕上，对话在快速进行，只有中场一次休息。对于那些有不同大脑的人来说，去看电影可能非常困难。 但是……这个难题是他们的问题还是我们的问题？是不是就没有别的选择了？你认为可以改变什么？

一个好消息：本书中关于情绪以及同理心的讨论会告诉我们能够做些什么，来尝试改变这个现实。

不要转身离开，请给予时间，提供帮助

把不幸的人抛弃在身后会带来任何胜利的滋味吗？当然不会。一个能为所有人提供生存空间并能促进多样性的社会才是一个更富裕、更进步、更公正的社会。

以下是将你的大脑与所有特殊大脑联系起来的一些方法：

> 我们倾向于不信任并逃离未知或不同的事物，这导致大脑不同的人更容易被孤立。请接近他们，他们可以跟你分享很多东西：梦想、笑话、玩笑、喜欢的食物……

> 提升你的感官：拥有不同大脑的人促使我们练习一种不同

的感知方式。这能够让我们保持敏感，发现不一样的现实，并从这个新视野中学习。

❯ 首先关注每个人拥有的东西，而不是他们缺乏的东西。

❯ 给予帮助。知道有人需要你的支持会带来幸福的感觉。

❯ 稍等一下：给他们更多时间思考、回应和行动。

❯ 练习宽容。拥有不同大脑的人的行为并不总是最恰当的，但那是他们在自己能力范围内所能做出的行为。

❯ 绝不接受对大脑不同的人的嘲笑或不当评论——无论这是来自孩子还是成年人。请告诉他们人类最与众不同的就是团结。

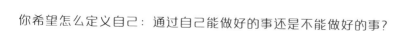

你希望怎么定义自己：通过自己能做好的事还是不能做好的事？

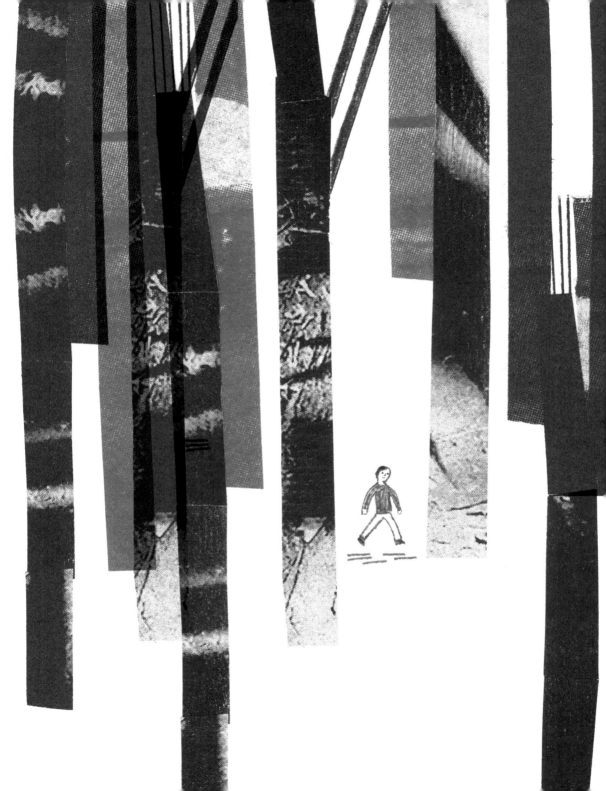

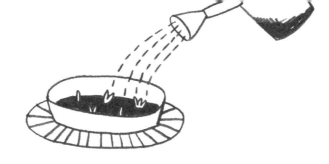

大脑的健康

善待你的大脑，它也会善待你

我们已经说了这么多，现在或许应当说说怎样对待大脑，让它充满活力，状态良好，能够长长久久地被使用。

1. 在各个层面给它好的营养

好的选择：天然、新鲜、本地、时令

我们吃什么和吃多少对于大脑的成长和充分发挥功能至关重要。然而，做出正确的选择并不那么容易，不仅因为缺乏时间，还因为会受食品的商业营销影响。

很多时候，因为更便宜且更容易准备，我们会选择高度加工或预煮过的食品。它们往往含有许多添加剂，这些物质可以延长保质期、改善口感或美化食品外观。这些物质（染料、防腐剂、抗氧化剂或甜味剂等）对健康的影响——尤其是脑细胞——仍不清楚，所以请尽量选择不含有它们的食品。

糖果、薯条和多巴胺

在我们祖先漫长的演化道路上，吃富含糖或脂肪的东西的机会比较少。因此，只要有这样的机会，无论是蜂蜜还是一大块肉，我们释放出的多巴胺都会大喊"多美味啊！"因为这些食物能快速提供大量能量，有利于我们的生存。在今天的社会，食物含有丰富的卡路里而且价格合理，但由于古老的生存本能，我们往往会冒着风险吃更多的食物，远超过身体需要的量。一个建议：把这些食物留到节日款待自己吧。

真好吃！大脑喜闻乐见的食物

科学家已经发现，如果我们更喜欢以下类型的食物，脑细胞会更好地生长并延缓衰老：

- 鱼
  （沙丁鱼、鲭鱼、鲑鱼）

- 水果（全部）

- 干果和坚果

- 巧克力[1]

- 绿叶蔬菜
  和所有其他蔬菜

- 鸡蛋

- 谷物

- 豆类

1　黑巧克力可以保护细胞免受有毒物质的侵害，也可以增加多巴胺的产生。多巴胺是负责愉悦的神经递质。
　想要巧克力产生积极效果，就不要过量食用并尽量选择最黑的（可可比例较高的，请参考产品标签）。

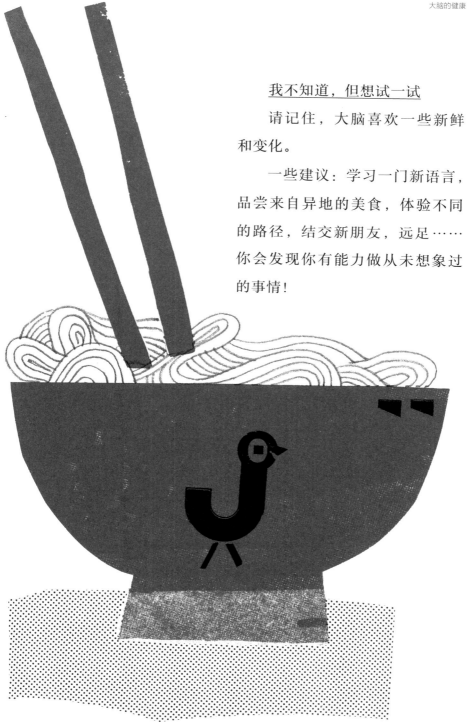

我不知道，但想试一试

请记住，大脑喜欢一些新鲜和变化。

一些建议：学习一门新语言，品尝来自异地的美食，体验不同的路径，结交新朋友，远足……你会发现你有能力做从未想象过的事情！

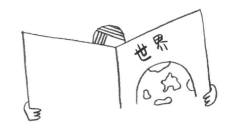

这可能无趣，但是会很有用

你学到的很多东西似乎在生活中并没有用处（无论是赏析一首诗还是计算几何图形的面积）。然而，乍一看似乎不那么有趣的东西可能很重要。一位著名的天文物理学家尼尔·德·格拉斯·泰森（Neil deGrasse Tyson）回忆说，当我们学习新的东西，例如学数学时，神经元之间会出现新的连接，并形成对将来有用的工具或方法。保存好这些工具：它们会很有价值！

2. 调整你的情绪

拥抱和关爱的作用不言而喻

当我们拥抱时，我们会在身体和情感上与他人建立联系。在这些时刻，大脑会释放神经递质（多巴胺、血清素、内啡肽等），帮助我们放松和舒缓。因此，自然地给予和接受拥抱吧。

谁帮我清理房子？

我们精美的理智建构并不总是有条不紊地进行。有时候，我们会感到悲伤或沮丧，情绪会跟我们捉迷藏，让我们很难清醒地思考。此时，我们不妨打开心扉，让一位好朋友帮我们理清思绪。即使这难以实现，我们也可以保持开放的心态，试试与信任的人交谈。试一试！有时你只需要一点点别人的帮助，就可以理清思绪。

284

跟喜欢的人相处真好
（也很重要哦）！

什么是美好的生活？为了回答这个问题，哈佛大学的医学科学家在 20 世纪 30 年代开始了一项关于幸福的研究，这项研究已成为历史上最宏大和艰巨的研究：历时 75 年！追踪调研 268 人，从他们的青少年一直到晚年，目的是解答拥有"美好生活"或"幸福"到底是什么。他们的结论是财富和名望并不是那么重要的因素，实验参与者中感到最幸福的是那些拥有良好、持久爱情和友谊的人。

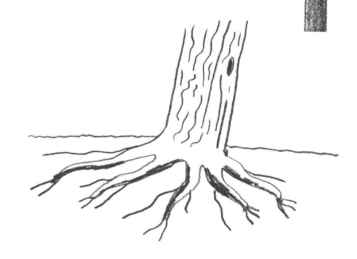

训练韧性

对于一棵树来说，韧性意味着在飓风中坚定地扎根或者熬过森林火灾的侵袭，重新恢复生机。这种能力也适用于人类。纵观人类的历史，我们无法避免难以克服的痛苦或障碍。但我们可以学会应对这一切，如果可能的话，甚至可以从中学习。

怎样训练自己的韧性：

▶ 把艰难的任务看作一项挑战。一旦你设法完成了它们，胜利的滋味会很美好。

▶ 培养慷慨：在餐桌上为其他人服务，与人分享饼干。通过养成这些习惯，你将学会控制自己的冲动。

▶ 我们真正想要的东西，需要时间来实现，无论是在学校取得好成绩（你需要更努力）还是学习骑自行车。练习培养你的耐心。

▶ 训练你的独立性。自己收拾衣服和书包，学会单独乘车，开始做饭。

▶ 当一些事情让你焦虑，试着与人探讨、寻求帮助，即使你可能很难解释自己的情绪。

▶ 不去尝试，我们就不知道自己能做什么。去冒险（但不要让自己处于危险之中）。

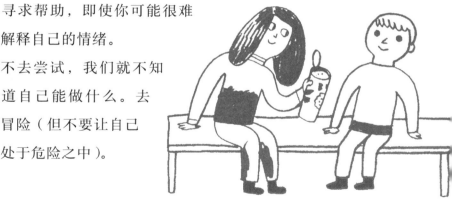

3. 释放自己的歌喉（和舞姿）

你一出生就有了一个24小时陪伴你的乐器：你的喉咙！唱歌是一种令人释放和放松的活动，因为音乐能够促进大脑释放产生

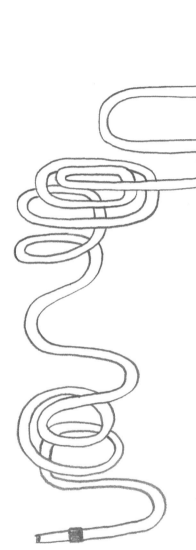

幸福的神经递质。与朋友或合唱团一起唱歌会产生更好的效果，它对同理心和归属感有很好的作用。而且关于这个主题的研究表明，你不需要唱歌很好也能产生同样的效果。

开动自己的记忆内存

如果你的手机电量耗尽，而你又眼巴巴看着最后一班公交车开走了，你能记起父母的号码并用另外的电话打给他们吗？如果不靠GPS导航，只靠别人给你指路，你的方向感够用吗？

一些重要信息储存在你的记忆中，而不仅仅是在通信设备中。虽然平时感受不到，但这些技能可以让你在没有技术工具帮助时，更好地生活（或生存）。不信可以自己做做实验哦。

4.锻炼身体

<u>开始吧！</u>

我们的大脑生来就是要走路的。走路并不意味着从房间走到客厅或穿过马路去开车。人脑（当然是在腿的帮助下）需要每天行走近20千米！当我们走路、骑自行车、跑步或游泳时，我们的心脏会向大脑输送更多的氧气和养分，这可以增强我们的注意力和学习能力。与此同时，体育锻炼能促进血液循环，并清除血液中的有害物质。锻炼后，虽然处于出汗和疲惫的状态，我们却往往会感到更平静和舒畅，就像大脑冲了个凉。

记得告诉你的父母和祖父母，锻炼身体是非常重要的：爱锻

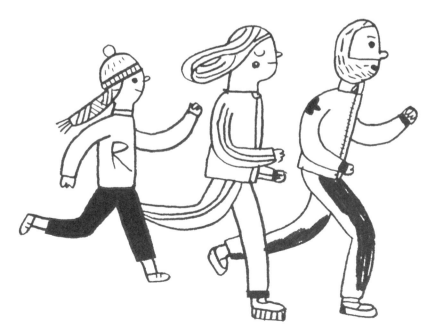

炼的人的大脑衰老得更慢。

到森林里去感受平静

几个世纪以来，诗人们都在抒发自然对情绪的力量，其实许多科学家认为这种力量是真实的。一些研究表明，当我们身处大自然时，我们会变得更加平静，甚至更有创造力。试着穿上鞋子探寻林中小径吧。

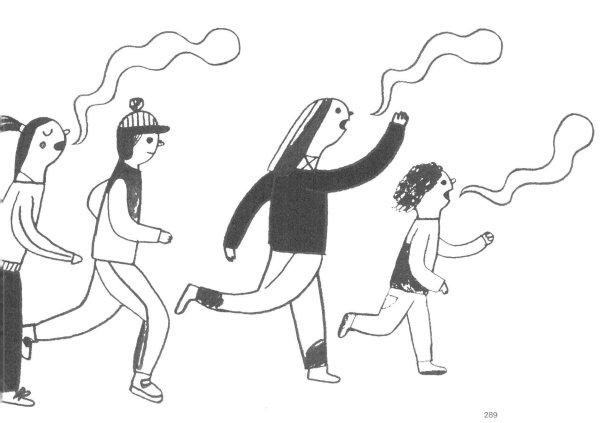

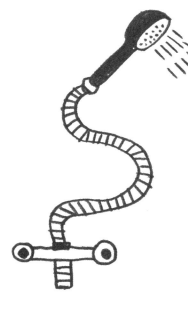

对周围（包括你的神经元）的噪声说"待会儿见"

但是，如果大脑不知道如何保持安静，总是要关注周围发生的一切怎么办？一个提议：通过冥想帮助自己平静下来。冥想是一种观察自我的活动，让我们专注于呼吸。冥想（meditation）这个词来自拉丁语"meditare"，意思是"将注意力转向自身"，逐渐意识到自己的身体和思想。

有些科学家认为冥想就是减少神经元的"噪声"，这对良好的学习和记忆至关重要。所以，嘘——

冥想与大脑可塑性

科学家发现，冥想证明了意识是一种有力的工具，意识可以通过改变神经元之间的联系来塑造大脑的工作方式。一项研究发现，保持了冥想习惯25年的人的前额叶皮质（负责控制和做计划的大脑区域）更厚。另一项研究也发现，总的来说冥想的人比其他人能更好地集中注意力。

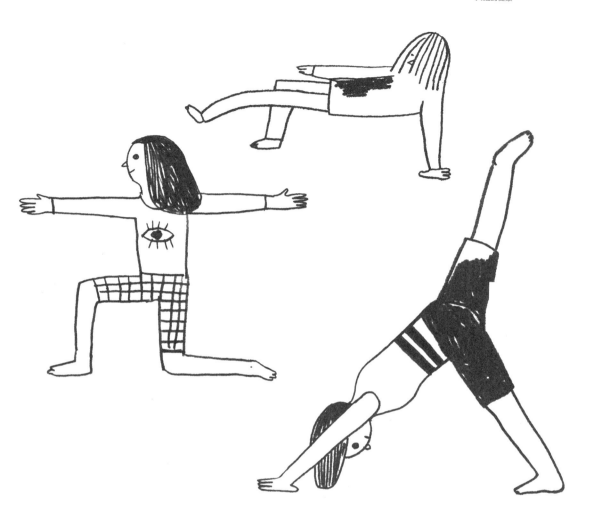

瑜伽：同时锻炼大脑和身体的好方法

　　同时锻炼身心的一种好方法是做瑜伽。"瑜伽"一词源于吠陀
梵语（古印度语），意思是"联合"或"联系"。做瑜伽时身体和
心灵能联系在一起。去试一试吧！

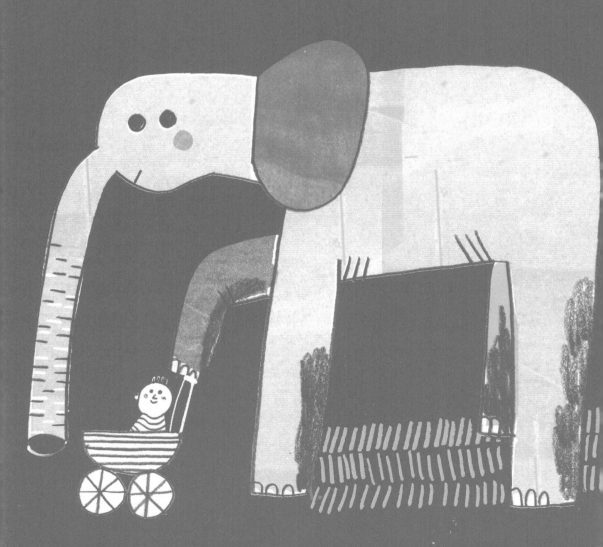

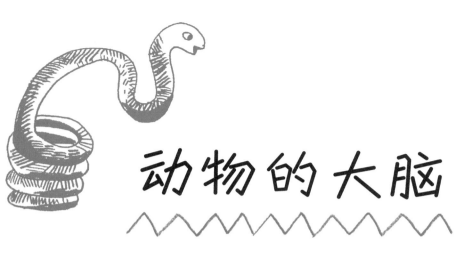

动物的大脑

动物的大脑是什么样的

动物怎样做决定、玩耍、合作、解决拼图？它们的大脑有什么样的能力？或者更进一步，我们可以提出这个问题：它们有自我意识吗？

人类真的最聪明吗

多年来，对动物的认知（例如动物知道什么，它们可以学到什么）研究基于这样一种观念，即存在一种智力等级[1]：人类高居顶端而各种动物分别占据下方不同的位置。总之"人类是最伟大的"。

然而，近年来许多科学家开始以不同的方式看待这个问题，并且倾向于认为根据如何适应生存环境，动物可能有不同类型的认知过程。也就是说，这些科学家认为，没有"高级"和"低级"的智

1　被称作"自然阶梯"，这个观念可以追溯到古典时期。

力等级之分，只是能力不同而已（例如，一些鸟类每年都会进行长距离的迁徙，它们拥有令人难以置信的空间定位能力）。

我们已经知道灵长类动物，尤其是黑猩猩的大脑能力与我们最接近。其他比较相近的动物则包括海豚（哺乳动物）、章鱼（软体动物）、鹦鹉和乌鸦（鸟类）。

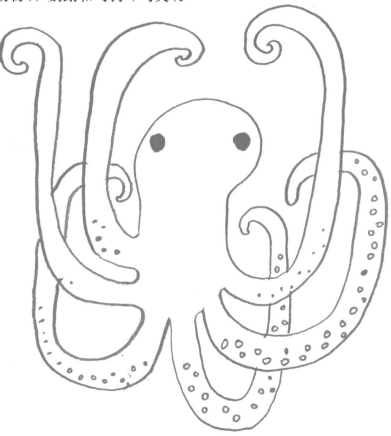

我们人类真的如此非凡吗？当然是，也当然不是。所有其他的动物，其他每个物种都以自己的方式，展现着自己的独特。

难道它们不是非凡的

有同理心的老鼠

你是否知道老鼠不计回报地释放被困在陷阱中的"朋友"，不是只出现在动画片中？现实中老鼠的这种行为向科学家展示了同理心不是一种人类的特性。老鼠的这种行为与我们帮助朋友的出发点相同：我们能体会到对方在某种情况下的感受，从而采取行动保护朋友，维护集体。

社会化的蚂蚁

虽然蚂蚁的大脑相对于它的身体所占的比例非常小，但蚂蚁是非常社会化的生物。每只蚂蚁都在蚁丘中各司其职：我产卵，你照顾幼虫，我们喂养蚁后，你们收集食物，它们负责守卫等等。更令人难以置信的是，当蚁穴面临威胁时，蚂蚁还可以用特别的方式保护家园！

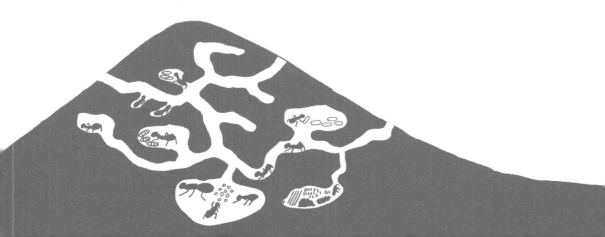

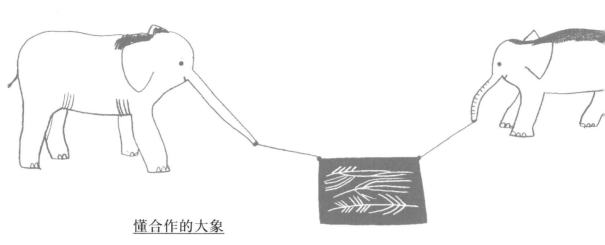

懂合作的大象

我们人类是唯一能够通过团队合作达成目标的动物吗？也许不是……一项实验证明了亚洲象也是懂得相互合作的。在这个实验中，两头大象试图为自己拉来一盘食物。每头象都可以拉一根绳子，但实验被设定为只有同时拉动两根绳子，食物才能朝正确的方向移动。一旦大象意识到只有通过团队合作才能获取食物，它们就会学着等待同伴，同时拉动绳子。

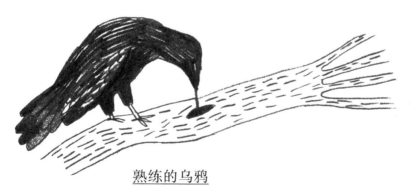

熟练的乌鸦

很长一段时间内，人们认为只有人类和黑猩猩才能制作并使用工具。但新喀里多尼亚岛的乌鸦给科学家带来了惊喜：它们不仅能够制造工具，而且还能完善并重复使用工具。乌鸦用自己的喙，制造出带钩子的筷子，帮助它们"捕获"藏在木头内的虫子。

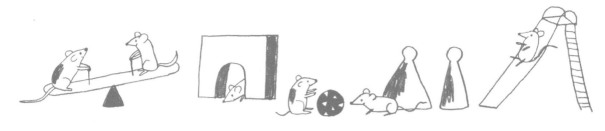

顽皮的老鼠

一位名叫雅克·潘克塞普（Jaak Panksepp）的科学家，因研究嬉戏的大鼠而闻名。他意识到，就像吃饭或睡觉一样，玩耍是许多动物生命必需的一部分。玩耍为什么这么重要？因为它可以让我们在社交环境中成长。像人类一样，拥有更多玩耍机会的大鼠在未来也变得更合群，适应能力更强。

会作曲的鸟儿

所有的鸟类都有与生俱来的声带。并且，通过专心聆听并与父母和其他"老师"一起练习，鸟类在后天可以学会像同类那样唱歌。有些鸟类更进一步，能够创造出旋律丰富的曲目，它们可以利用同类的声音，以及其他鸟类甚至是人类的声音，进行即兴创作。你可能不会相信：嘲鸫科家族的某些鸟类可以唱出超过一千种旋律！

大小不是全部

　　如果能把大脑放在秤上称一称……我们能得出什么结论？抹香鲸拥有地球上最大的大脑：比人类大脑重5倍，体积接近又大又美味的南瓜！

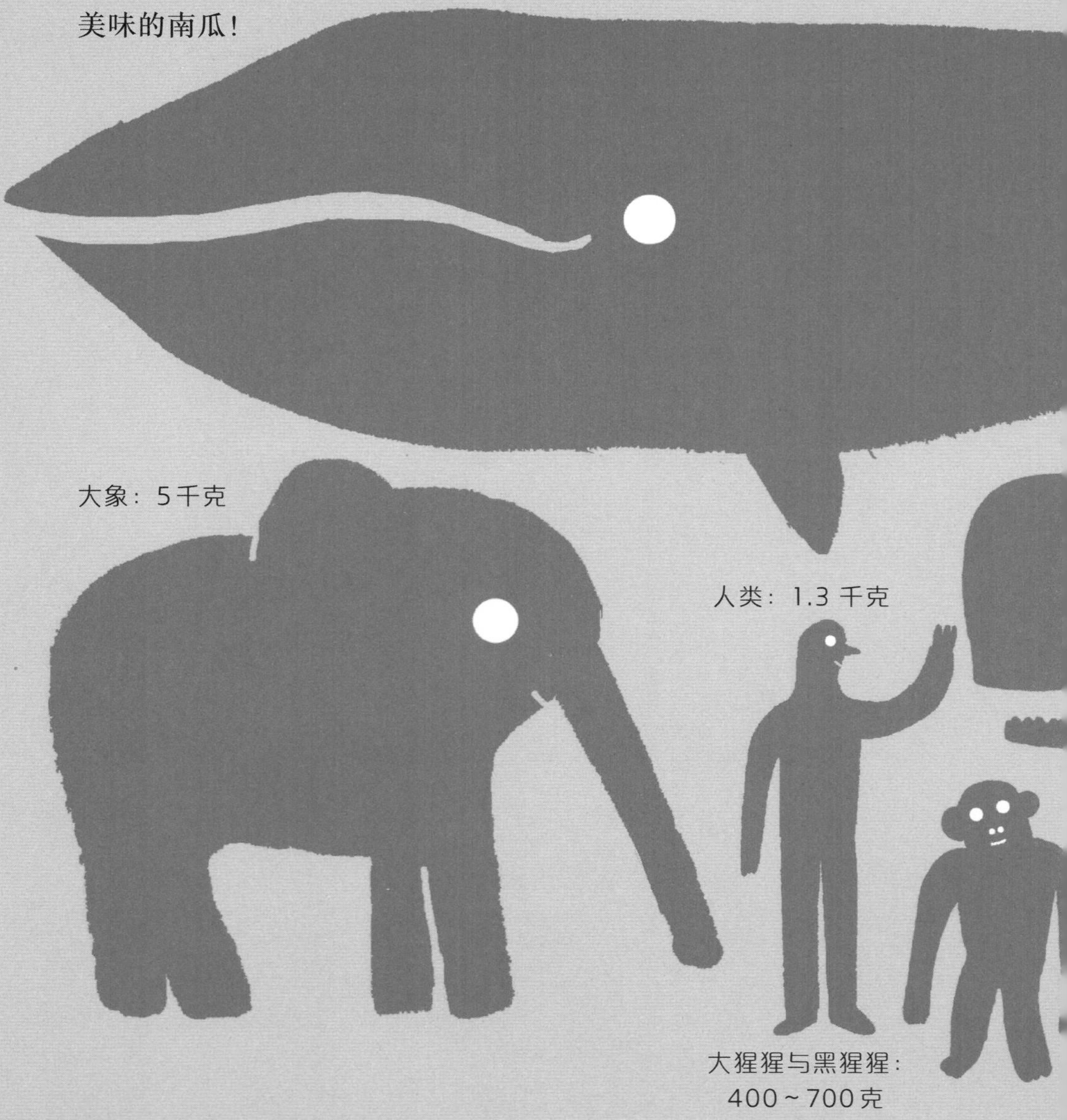

大象：5千克

人类：1.3 千克

大猩猩与黑猩猩：
400～700克

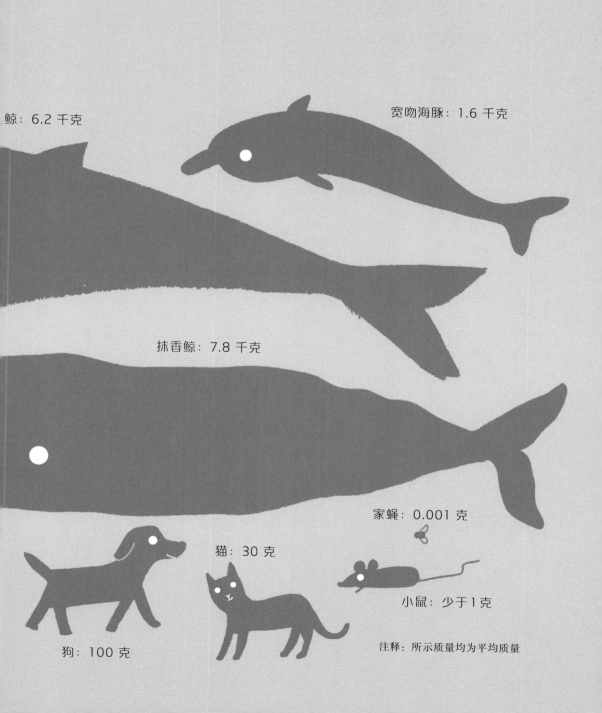

鲸：6.2 千克

宽吻海豚：1.6 千克

抹香鲸：7.8 千克

家蝇：0.001 克

猫：30 克

小鼠：少于1克

狗：100 克

注释：所示质量均为平均质量

但是大脑的质量和它的能力相对应吗

是，也不是。众所周知，动物大脑的大小与动物的体形有关，也就是说，较大的动物通常具有较大的大脑。然而，有些小型动物的大脑所占身体的比例可能更大。例如，小鼠的大脑与身体的比例非常接近人类（$\frac{1}{40}$），而大象虽然被认为是聪明的动物，但大脑与身体的比例非常小（$\frac{1}{560}$）。因此，我们仍然无法就此得出很好的结论。

具有较大大脑的动物不一定拥有更多的神经元。然而，科学家大多都同意这一点：动物的大脑占身体比例越大，它可用于执行复杂任务的神经元间连接数也越多。

食物类型决定了大脑的体积（或者是大脑的体积决定了食物的类型）

大脑需要消耗很多能量来保持运转。对于人类来说，大脑需要消耗的能量占我们所吃食物能量的五分之一！这就是为什么只吃较差的食物（比如昆虫或植物）的动物，可以用来供给大脑的营养较少，无法满足大脑的更高的需求；而那些饮食更丰富（水果、鱼等）的动物，则有更多的能量去维持一个更强大的大脑。

这个问题，和许多其他问题一样，有一种所谓的"循环论证"：需要吃肉的动物会演化出狩猎或捕鱼的策略，而这些策略也促使它们的大脑更发达；只吃草的动物则不需要一个如此复杂的大脑（在第一章"大脑里究竟有什么"我们就探讨过这个问题）。

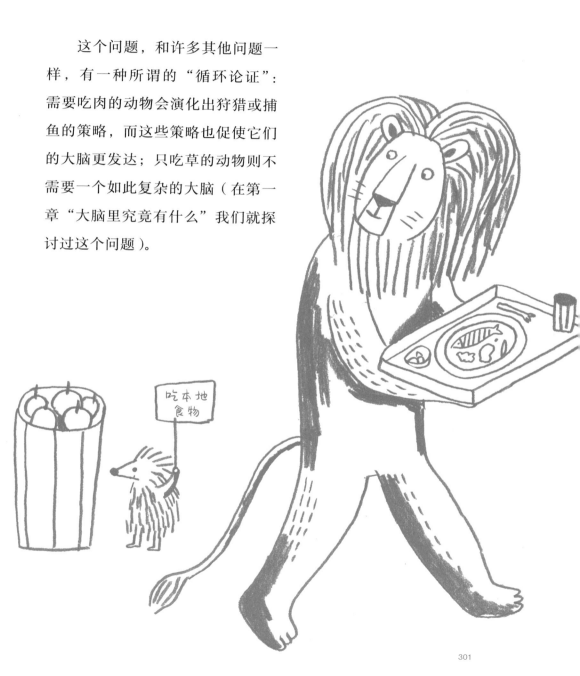

吃本地
食物

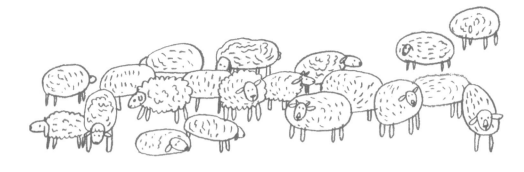

爱社交的动物更聪明

还有另一个因素也有助于大脑的发育：社会化程度和社群的大小，或者说动物与其同伴的联系以及交流的程度。换一个更好理解的说法就是，生活在较大群体中的动物，如海豚或虎鲸，比猫等更特立独行的动物具有更复杂的大脑能力。

这些社会化的关系可以存在于同一物种内部，也可以存在于不同物种之间。虽然我们不知道动物是否像我们人类一样有朋友，但在它们的物种内部，它们有父母和孩子，有交配的同伴，有合作捕猎的同伴。即使在它们的物种之外，它们也与其他物种保持着各种关系。例如，它们的天敌，它们互惠互利的合作者（如吃角马身上寄生虫的鸟类），竞争水、领土或食物的竞争者等等。

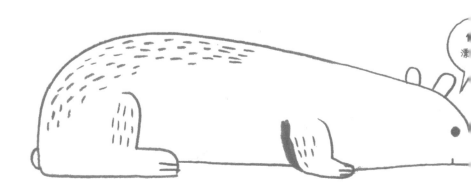

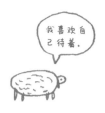

我喜欢自己待着。

一只名叫亚历克斯的鹦鹉和其他故事

无论在自然栖息地还是实验室中，研究动物行为的科学家都花费了大量时间考察灵长类动物、鲸类、鸟类、鱼类、蚂蚁、蜜蜂……他们观察动物如何解决不同类型的问题并试图得出结论，例如，关于动物的注意力和记忆力、空间定位能力，或使用工具的能力的实验。你可能已经在纪录片中看到过类似实验，在实验中动物尝试逃出迷宫，或者学着辨认物体、解谜题、在镜子中认出自己。

试一试在动物面前放一面镜子，看看它是如何反应的。这个实验与动物的自我意识（研究有关"我知道我存在"）。这项研究并没有得出一致的结论（许多科学家认为它没有结果），但它仍然非常有趣（见第305页的方框）。

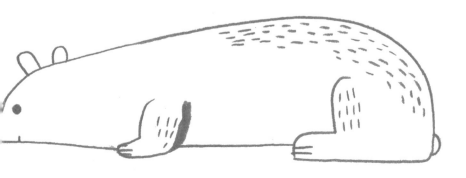

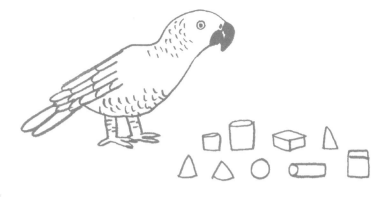

鸟中冠军：鹦鹉

很长一段时间内，人们认为只有如灵长类动物这样具有复杂大脑的动物才能学习单词，但是一位名叫艾琳·佩珀伯格（Irene Pepperberg）的科学家，用30年时间研究了一只名叫亚历克斯的非洲灰鹦鹉，并展示了在特定任务中，鹦鹉是如何像孩子般学习，并且最终能够区分颜色、物体、形状，掌握大约100个单词。

亚历克斯因首次证明鹦鹉具有这些能力而世界闻名，在它之后，许多其他鹦鹉也在实验中证实了这些结论。

大象（非常特殊）的情况

在所有陆生动物中，大象是拥有最多可利用大脑皮质的动物之一。人们经常争论它们是否像黑猩猩或海豚一样聪明。不过有一件事是肯定的：它们在很多方面与人类很相似！

和人类一样，大象的孕期非常长（22个月），并且在它们的生命早期需要长时间照顾；和人类一样，大象需要很长时间来学习，才能独立生活（大约10年），这很好地证明了大象的学习能力以及它们的大脑是如何为将来做准备的；和人类一样，大象彼此之间也会建立情感纽带并表现出同理心。研究一群非洲大象40多年

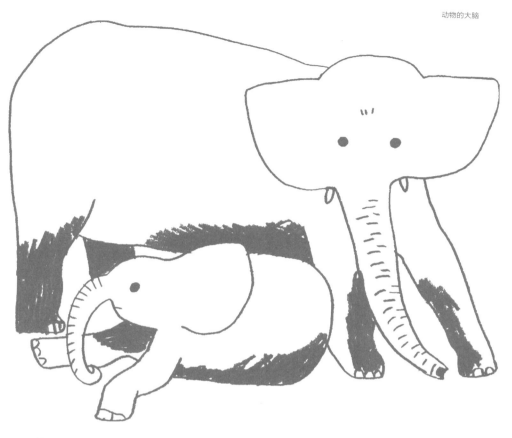

的动物行为学家辛西娅·莫斯（Cynthia Moss），发现并报道了受伤或患病的大象会得到群体中其他大象的帮助的现象。

动物的自我意识是否存在？

在这个问题上，科学家的观点并不完全一致。20 世纪 80 年代，一个备受批评的关于动物自我意识的研究结果首次发表。在 2012 年剑桥大学的一次会议上，一组国际知名的科学家发表了一项重要声明，首次承认了除人类以外其他动物也有自我意识的存在（虽然这些研究人员对"自我意识"的定义不是很明确）。他们列出的动物包括所有哺乳动物、一些鸟类和其他动物如章鱼。

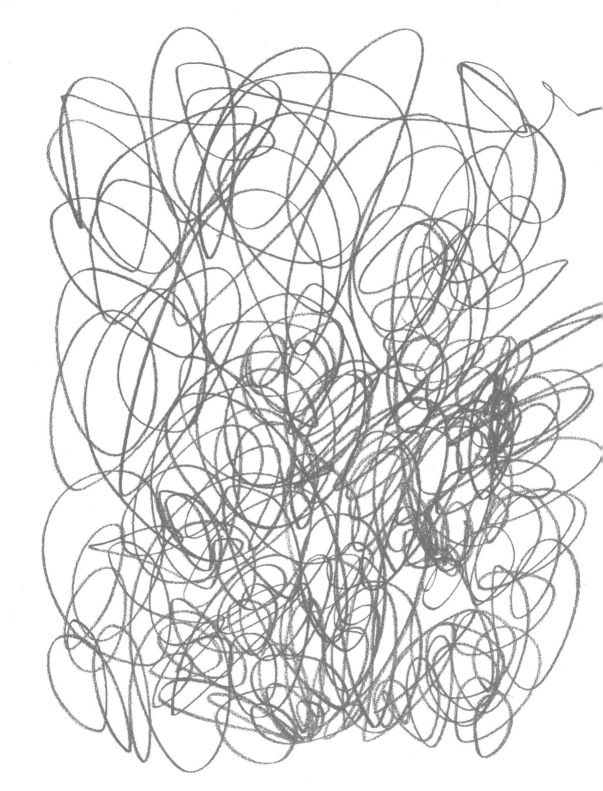

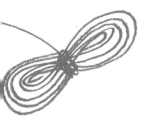

事实与谬误

是真是假

（本章专门讨论一些令人困惑、错误或不确定的理论。）

▶ **第一个理论：**

女孩的大脑与男孩的大脑不同。

（是的，但……）

  我们已经看到大脑的大小并不能代表一切，但是男性大脑比女性大脑更大更重（约12％）的事实长期以来一直是男性性别优势的科学证据（当然这本身也是因为男性身体几乎总是比女性身体更高更重）。

  幸运的是，这个想法现在被认为是完全荒谬的。因为即便雄性大脑可能更大，但是雌性大脑具有的树突（神经元之间传递信息的连接）数量更多。因此，有人可能会问，哪一个更重要：大小还是树突数量？我们暂不参与这个讨论。

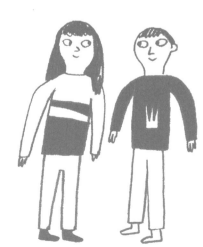

那么男女的大脑是一模一样的吗？

在认为男性大脑优于女性的阶段之后，我们又经历了忽视两者差异的阶段。然而，现在科学家已经意识到某些对大脑产生作用的药物，对男性和女性有不同的影响，并且一些脑部疾病对男性的影响更大，而另一些则对女性影响更大。神经科学家重新检查了大脑的图像，并得出结论：两性的大脑存在一些解剖学差异，特别是下丘脑，这个负责生殖和焦虑行为的区域。女性大脑的下丘脑更大，而且海马体（负责记忆）和杏仁核（负责情绪）也是如此。我们已经知道女性的下丘脑较大，与排卵周期有关。但这些差异的重要性仍在进一步研究和讨论中。

很久以前……（差异都在这儿了）

科学家仍然很感兴趣（我们也是如此）并继续开展实验，探索为什么男性和女性在某些方面如此不同。例如，在记忆方面，有一项有趣的研究：男性和女性共同观看一部戏剧性的电影。一周后，他们被要求各自讲述看到的内容。结果显示，男性更有可能记住电影中发生事件的本质（时间线），而女性往往会记住有很多细节的情节。你是不是也这样呢？

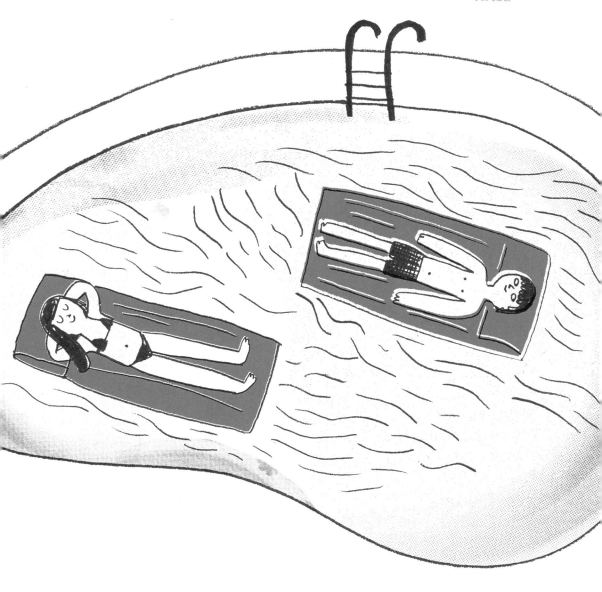

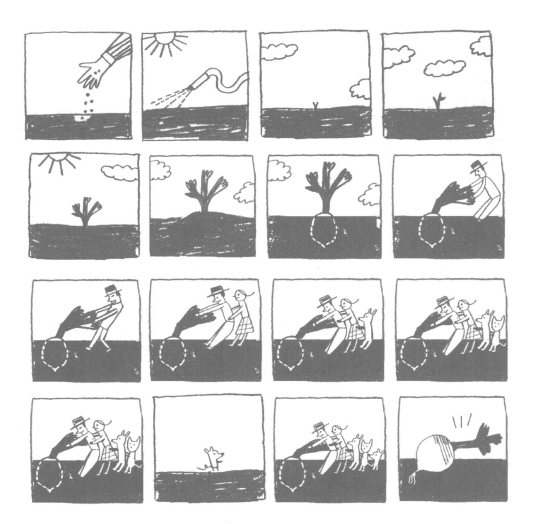

很久以前

　　看看这些图片。然后合上书，尝试用你记得的元素重新讲述故事。如果你是一个女孩，请一个男孩做同样的事；如果你是男孩，请一个女孩做同样的事（每个人都必须以自己的方式讲述故事，不要让自己受到影响）。你能得出什么结论？这个差异与男孩和女孩的差异有关吗？你可以与更多男孩或女孩重复这个试验。

小
挑
战

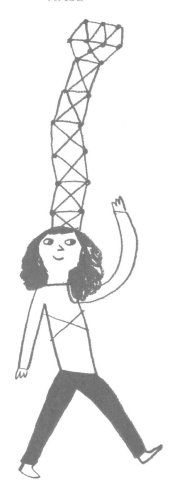

▶ 第二个理论：

大脑不能生成新的脑细胞

（错误）

事实并非如此。我们的大脑总是能生成新的细胞，它是一个可塑的器官。也就是说，它会根据我们的需求和我们最常做的事情不断创建新的神经元和连接。

确实，绝大多数神经元是在我们出生之前创建的（你可以在"成长"一章中阅读更多相关内容），然而，即使我们是成年人，我们的大脑也有能力形成新的神经元，特别是在海马体（记忆专家）区域。科学家甚至在一些老年人的大脑中发现了新细胞的生长！这些新细胞还与位于其他区域的神经元建立了新的连接。

▶ 第三个理论：

我们只使用了10%的大脑神经细胞

（完全错误）

如果我们只使用了大脑的10%（有时甚至说5%），这对于销售能够提高我们大脑能力的产品来说非常棒。也许这就是为什么这个说法如此受欢迎。

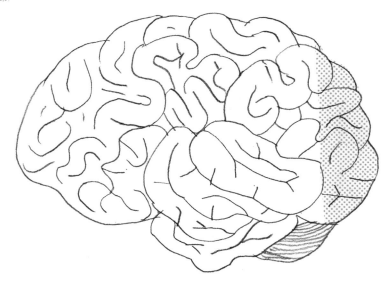

今天没有人会怀疑大脑的所有区域都是重要的而且都在发挥作用。证据是当神经外科医生必须进行手术时，哪怕是针对大脑的一个极小的区域，他们也必须以极高的精度进行，以免影响大脑的基本功能。这足以证明大脑所有区域都是活跃的，负责生命功能（呼吸、血液循环）和各种感觉功能（听觉、视觉、嗅觉等）等。

如果这个10%的说法是真的，那就意味着我们拥有未被开发的大脑能力。如果这是真的，那也意味着如果我们不要大脑的90%的那部分，一切都会保持不变……

同时还有另一个重要的论点：我们已经知道大脑会消除所有不被使用的部分。如果这个说法是正确的话，那我们为什么还要保留那90%的神经元、轴突和树突呢？科学家还没发现整天游手好闲睡大觉的神经元，所以每当你听到这个说法，请澄清并解释说这是不可能的。

▶第四个理论：

互联网和电脑让我们变笨

（视情况而定）

目前，人们以不同的方式，花费不一样的时间上互联网（有些人花费数小时玩游戏，有些人只花几分钟查收电子邮件……）。

对于这个问题，你必须考虑到电子产品使用者的年龄：一些研究表明人们需要尽量避免使用智能手机和平板电脑，特别是在学龄前。因为在这个阶段，大脑需要学会想象，即要去建设大脑本身。对于这一点，没有什么方式比摆弄你周围的物体更好的了（当然是在电脑屏幕外）。而另一方面，有研究表明，一些玩在线策略游戏的大学生会从中受益，如能更快地识别图像，或可以更好地规划下一步以便轻松有效地完成任务。

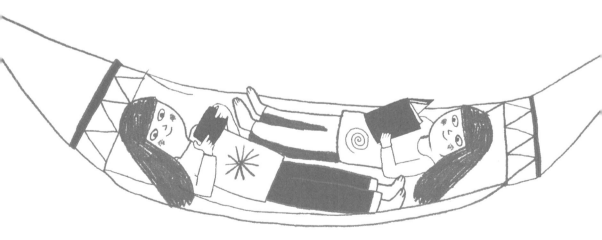

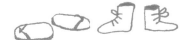

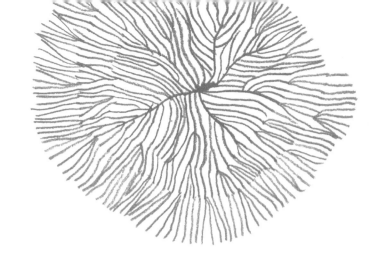

　　也就是说，这个理论实际上要"视情况而定"，它取决于使用者的年龄、所处的时期、承担的任务……毫无疑问，变革确实在发生：新技术帮助我们完成许多任务，同时它也使我们更依赖于应用程序来生活（那些已经试过不靠智能手机生活的人可以更明显地感知到这种依赖）。

　　我们用GPS来导航，用手机储存电话号码，用搜索引擎搜索各种资料，所以我们可能在失去一些自主能力。

大脑里正发生什么变化？

　　数字世界正在使我们更多地使用过渡记忆——它能够让我们在更小的空间内存储更多的信息。但这不利于我们的大脑获取真实和完整的信息。

　　例如，当我们浏览短新闻而不是做更完整的阅读时，我们的记忆只会保留文章的3或4个关键点，以便我们以后（在计算机或互联网的存储中）找回它。有人提醒我们注意这样一个事实：为了使大脑能够进行更复杂的推理，做更多全面和深入的阅读是很重要的。

▶第五个理论：

左撇子的人很笨拙，因为他们只用左脑

（完全错误）

长久以来，左撇子一直受到社会的歧视，被迫改变习惯，使用右手。这可能是因为我们使用的许多器具（如剪刀）都是为人数更多的使用右手的人设计的，这给左手占优势的人带来一些适应问题。

在100人中，约有10人是左撇子。考古证据表明，这一比例已保持了超过50万年。

目前我们尚不清楚左撇子受歧视是否仅仅是因为这个原因。但事实是，在过去许多个世纪的很多文化中，左侧都被认为是不完美的。我们看一下相关词的起源，就可以看出歧视是多么严重：在许多欧洲语言中，"右"也是"正确"或"确定"的同义词（英语中的"right"，法语中的"droite"）；然而"左"（英语中的"left"，意大利语中的"sinistra"，德语中的"links"）则有负面的意思——"笨拙"或"不幸"。即使在今天，当我们想要表达事情

为什么有些人是左撇子，有些人不是呢？

科学家发现左撇子是可以遗传的：如果父母一方是左撇子，那么子女是左撇子的可能性就会增加；如果父母双方都是左撇子，那么可能性就变得更大。虽然这样，但这并不能完全解释所有的左撇子。左撇子可能是多个因素作用的结果：基因、偶然性和环境。

进展顺利时我们会说"右脚先进门"[1]。

幸运的是，今天越来越多惯用左手的人受到了尊重。即便如此，仍有一些没有依据的说法，例如左撇子的人只使用大脑的左侧。这是一个双重错误的想法（你将很快知道原因）。

左撇子的大脑是怎样的呢？

为了解释，我们必须提出一个叫"偏侧化"的概念，意思是我们倾向于使用某一侧的身体（手、脚、眼睛等）。这种趋势从何而来？当然是大脑。惯用右手和惯用左手的人被要求想象执行诸如写字或投球等常见任务。

对于左撇子的人，大脑右侧的区域被激活；而对于右撇子的人中，大脑左侧区域被激活。为什么呢？因为运动皮质存在交叉

---

1 这是葡萄牙语中常用的表达方式，起源于古罗马。——编注

交流，也就是说，大脑右半球向身体的左侧发出命令，反之亦然。例如，如果你想用右手挠头，那么左边的运动皮质就会将命令发送到右手肌肉。这个交叉规则也适用于眼睛、耳朵和负责讲话的肌肉。

但左右脑的安排并不是两者唯一的不同。众所周知，惯用左手的人比惯用右手的人"偏侧化"表现更不明显，也就是说，他们不但经常使用右脑，相比惯用右手的人也更多地同时使用左右脑。

所以左撇子笨拙的说法是错误的。说他们只使用大脑的左侧是完全错误的（他们同时使用右脑和左脑）。而把这个理论作为依据认为左撇子笨拙，则是错上加错！

左撇子的优势

左撇子的人能够经历漫长的人类演化说明他们是有优势的。据说，就像使用左手有利于在一对一的运动（如网球或击剑）中得分，它也可能在过去的战斗中起作用。

一个令人惊讶的事实对此做出了解释：一个习惯于与右撇子打架或玩耍的人更难以判断左撇子的击打和其他动作！因此这个基因能够保留下来。但为什么左撇子没有成为主导呢？因为当有很多左撇子时，惯用左手就不再是一个优势，左撇子的人的数量也就下降了。

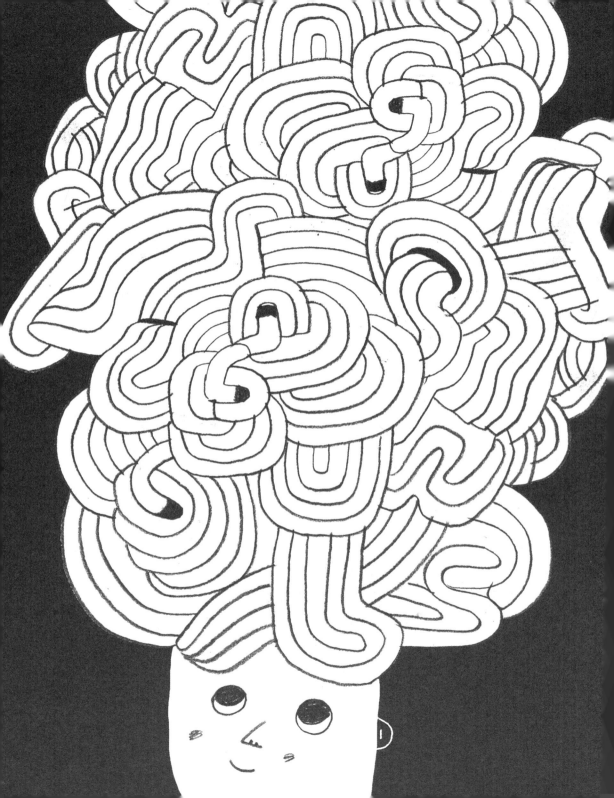

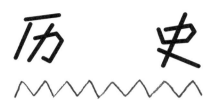

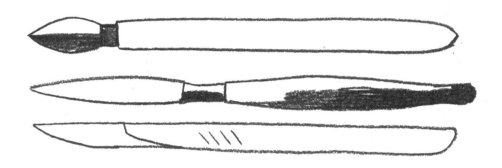

人类认识大脑的历史

　　科学家和哲学家已经围绕大脑研究了几个世纪，试图了解大脑。但是认识这个器官并不是一件容易的事，很可能在若干年后，当你回顾曾经生活的时代，会发现现在的一些理论在那时听起来已经过时、片面、奇怪……甚至有点好笑。但所有的探索都是有用的，而且往往我们只有通过犯错误才能越来越接近真相。

　　正如许多其他科学领域一样，在脑科学领域，我们对大脑的认识过程也是缓慢的，其中伴随许多进步和许多挫折。

▶ 在古埃及，莎草纸上就出现了"大脑"这个词[1]

古埃及是第一个使用"大脑"这个词，和第一个描述脊髓液和脑膜（覆盖并保护大脑的一层膜）的人类文明。人们发现了一份可以追溯到公元前1700年的莎草纸文档而得知这一点。它由一位埃及外科医生用古老的文字撰写而成。

这是人类历史上第一份描述大脑病例的文件——大多数病例是战争伤害或工人摔伤，而且它将大脑的某些区域与人体的功能（行走、说话、视觉等）联系了起来。

尽管有这样的描述，但相比心脏，大脑并不是古埃及人更关注的器官。古埃及人认为心脏才是智慧之源，将其小心翼翼地和木乃伊一起保存。

古埃及人制作木乃伊时还会把其他一些器官保存起来以备"来生"使用，与这些器官的高规格待遇不同，大脑只是被取出来扔掉了。因为他们认为大脑只起修复

1　象形文字。

头皮的作用，在来生根本没那么重要。

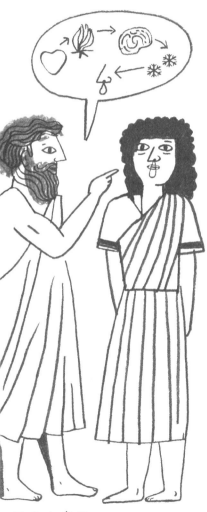

亚里士多德

▶ 在古希腊，心脏是一切的中心

同样的观念也存在于古希腊，许多先哲一直认为管控我们思想和情绪的器官是心脏。证据似乎证明了这一点：当我们紧张或恋爱时，心脏跳得更快。在这些先哲中，伟大的亚里士多德认为大脑只是人体冷却系统的一部分，可以用来冷却我们的想法和火热的心脏。与后来的许多人一样，亚里士多德认为，我们鼻塞时流出的鼻涕就是负责冷却的大脑脑液。

然而，在古希腊有两个重要的例外：智者阿尔克莽（Alcmaeon），他是首个将感官和思想与大脑联系起来的人，被认为是历史上第一位神经科学家；对癫痫研究感兴趣的医生希波克拉底（Hippocrates），他认为癫痫与大脑有关，而不是与邪灵有关。

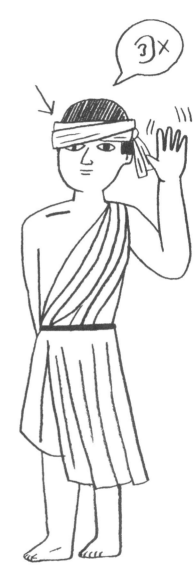

▶ 在亚历山大港，知识在爆炸

在公元前3世纪，亚历山大港是世界最大的知识中心。这个城市吸引了各个国家的学者。因为这里有一个巨大的研究中心，它由医院、学校、著名的图书馆组成，吸引了数以百计的人来到这里参与各种研究。

正是在那里，医生赫罗菲拉斯（Herophilus）和埃拉西斯特拉图斯（Erasistratus）致力于研究大脑。他们首次描述了这个器官包括脑室[1]，毫无疑问地确定了大脑在运动、感觉和思想活动中的角色。

对大脑这样完整的描述，得益于当时这些医生所在城市允许他们进行人体解剖。这一点，与后来不一样。

---

1 脑脊液循环的脑腔，现在我们知道它起缓冲作用，保护皮质和脊髓免受撞击的影响。

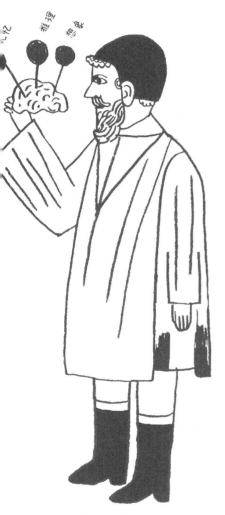

▶在罗马，盖伦的大脑帮助理解大脑

　　另一位用解剖作为研究方法的实践者是帕加马市的盖伦医生，只不过他解剖的是狗、猪，更多的是猴子。盖伦发现肌肉的所有运动都由大脑控制，并且认为我们的感觉不仅取决于感觉器官，还取决于与它们相关的特定大脑区域。盖伦证明了，当大脑的某些区域受到损害时，即使感觉器官（耳朵、眼睛等）完好无损，我们的感觉也会受到影响。

　　这些发现是对科学的巨大贡献，但是，正如其他许多犯错的科学家，盖伦也捍卫了一个如今看来错误的理论，而这个理论延续了几个世纪，那就是：神经元所在的大脑灰质区域没有任何价值，重要的是脑脊液循环的脑室。他认为想象力、记忆和推理都在脑室发生。

帕加马的盖伦

▶ 在中世纪，神经科学研究陷入停滞

自公元199年盖伦去世后，人类直到文艺复兴时期（15世纪）才看到神经科学知识方面的进步！在此期间，它只有极小的进展。其中之一是开始将大脑看作一个系统，就像消化系统一样，大脑功能分阶段进行。在消化系统中，食物沿着我们体内的消化路径慢慢被消化。同样在大脑中，感官信息首先被转换成图像，接下来在第二阶段被加热，最后再被转化为思维。当然，这个系统今天在我们看来很好笑，但在当时，它最接近我们现在所知道的大脑工作方式。

▶ 在文艺复兴时期，维萨里追求真理

几个世纪之后，像盖伦一样，帕多瓦的安德雷亚斯·维萨里也解剖了许多尸体——这次是人类的尸体。解剖在人类而不是动物身上进行，这让效果大不相同。然而，当时许多研究者包括维萨里都还尚未开始关注大脑皮质。

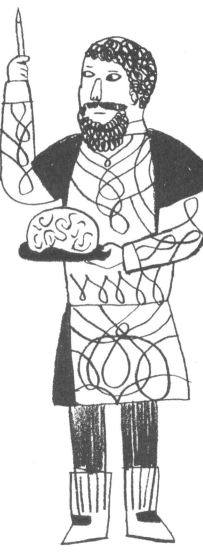

安德雷亚斯·维萨里

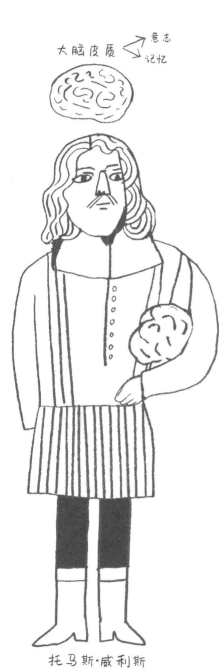

大脑皮质 → 意志
记忆

托马斯·威利斯

罗马的解剖学教授阿尔坎杰罗·皮科洛米尼（Archangelo Piccolomini）在区分大脑灰质和白质方面迈出了重要一步：他称灰质为"大脑"，白质为"骨髓"（白质现在被认为是髓鞘包裹的神经轴突）。但直到19世纪，术语"皮质（cortex）"或"壳(bark)"（"cortex"在拉丁语中就是壳的意思）继续被同时使用指代大脑皮质，这表明了当时人们对大脑皮质的忽视，他们认为大脑皮质只是大脑外壳。

▌▶终于有人关注大脑皮质了

一直到19世纪，这期间很少有人敢将思维功能归功于大脑皮质。其中一个例外是生活在17世纪的牛津大学教授托马斯·威利斯（Thomas Willis），他将我们的意志和记忆归因于大脑皮质。

不幸的是，在接下来的许多年里，他的理论基本被遗忘了。

在接下来的150年里，大脑皮质又曾被描绘成缠绕的管子，弯弯曲曲的，非常接近小肠的样子，几乎或根本没有重要事情在这里发生。

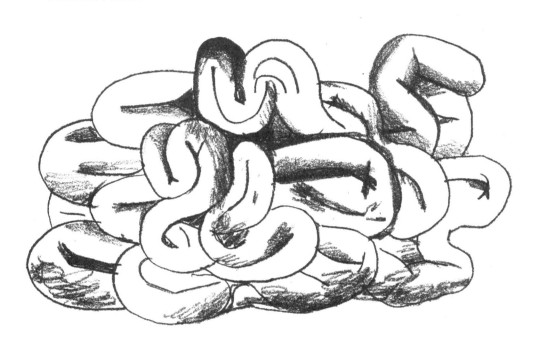

▶电子显微镜和很多大脑的智慧，带来了新的贡献

到了18世纪，电力最终进入了大脑研究的历史。一位名叫路易吉·伽伐尼（Luigi Galvani）的意大利科学家，通过对青蛙腿的实验，第一次观察到电流如何穿过身体并使肌肉收缩。这一步离我们意识到身体通过电脉冲信号工作就只有几步之遥了。

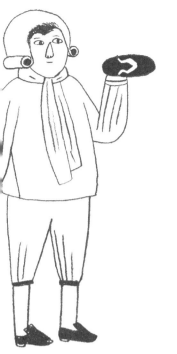

路易吉·伽伐尼

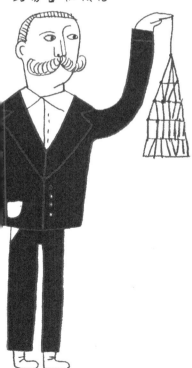

众多科学家开始对大脑研究做出贡献：

查尔斯·达尔文与他的物种起源理论；保罗·布罗卡（Paul Broca）发现大脑中存在一个与语言相关的区域（该区域也以他命名）；奥托·代特（Otto Friedrich Karl Deiters）是一位德国科学家，他最先描述了神经元的组成；卡米洛·高尔基（Camillo Golgi）发明了高尔基染色法，使我们观察到神经细胞与其他细胞相连；圣地亚哥·拉蒙·卡哈尔（Santiago Ramóny Cajal）表明，神经元以一种类似电路的形式相互通信（参见第329页的方框）；以及科比尼安·布洛德曼（Korbinian Brodmann），一位伟大的大脑制图师，他命名了大约50个皮质区域，使研究人员在研究相同区域时可以相互学习。

1931年，电子显微镜的发明揭示了大脑结构的新细节，并且持续助力大脑研究的后续发现。当然，与此同时，一些错误观念仍在继续传播：从19世纪早期直到20世纪中叶，弗朗兹·加尔（Franz Gall）提出的一种名为颅相学的理论非常受欢迎，这种理论声称能够根据头部形状猜测人格和心理特征。

卡米洛·高尔基

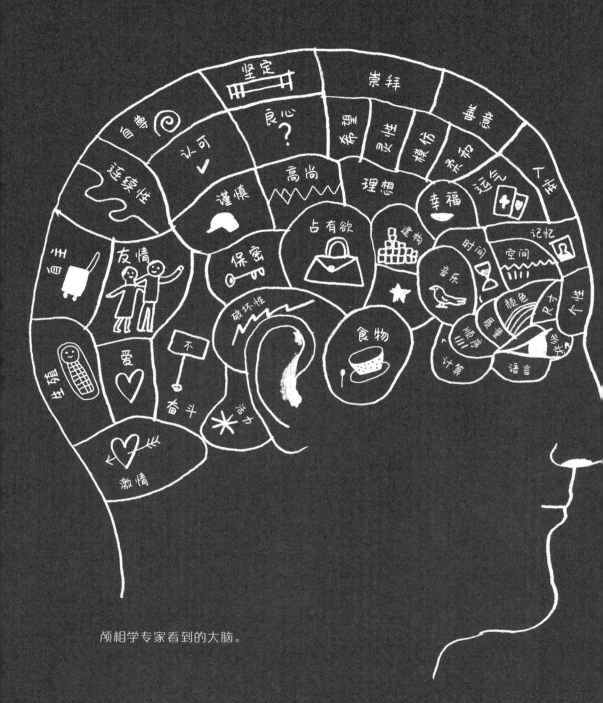

颅相学专家看到的大脑。

当时，即使是最开明的人也会转向颅相学咨询来寻求帮助，做出决定，例如，选择最适合的工作或最佳结婚对象。这在今天听起来就像"看手相"。

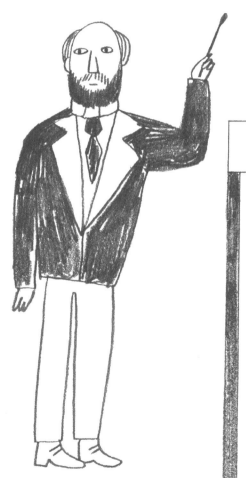

圣地亚哥·拉蒙·卡哈尔

圣地亚哥·拉蒙·卡哈尔 值得单独一提

高尔基染色法在发明 14 年后传到了西班牙，科学家圣地亚哥·拉蒙·卡哈尔掌握了这种方法，然后一场革命开始了。有人说，正是在这个时候，现代神经科学应运而生了。卡哈尔通过他的观察证明，神经元是个体单元，通过树突与其他神经元形成电路进行通信。在此基础上，一个神经科学理论形成了，它到今天仍然被认可，那就是：信息通过神经元网络在神经系统中传播。

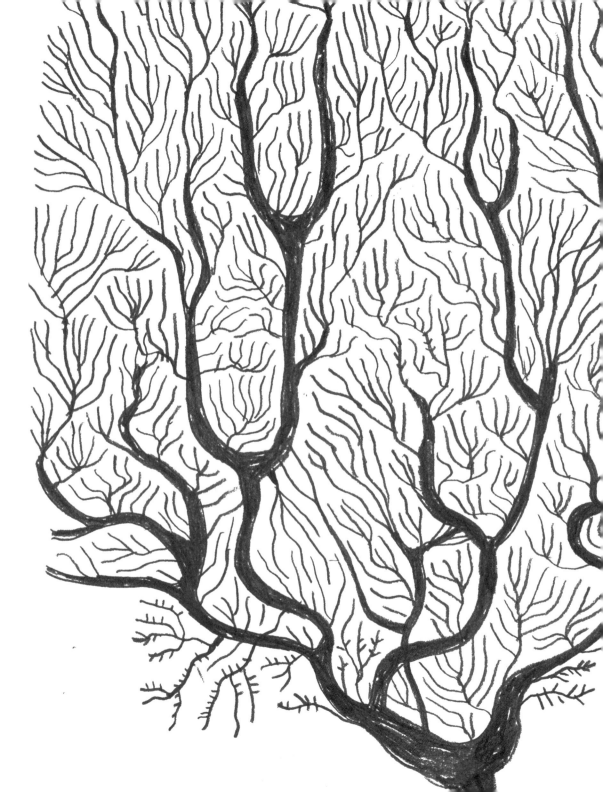

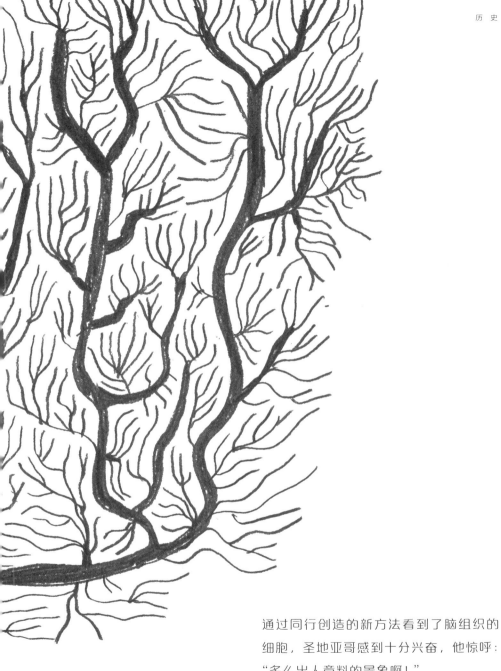

通过同行创造的新方法看到了脑组织的
细胞，圣地亚哥感到十分兴奋，他惊呼：
"多么出人意料的景象啊！"

> ## 事实上，我们的大脑无可比拟
>
> 　　纵观历史，大脑总是被拿来与最先进的技术进行比较。在工业革命时期，大脑被比作是非常巧妙和复杂的蒸汽机；之后，它被比作一种充满电线和连接的电话交换机；当计算机出现时，大脑被比作一个非凡的微处理器；而最近它被比作互联网；在未来，它又会被比作什么？让我们拭目以待。

▶MRI、PET和MEG技术让人们看得更清楚

　　今天，神经科医生用磁共振成像（MRI），正电子发射断层扫描（PET）和脑磁图（MEG）等技术观察大脑。虽然这些形式的大脑观察仍然像隔着略模糊的玻璃窗，但它们让人们知道的越来越多。

下图的科学家和研究人员按出生日期排序：

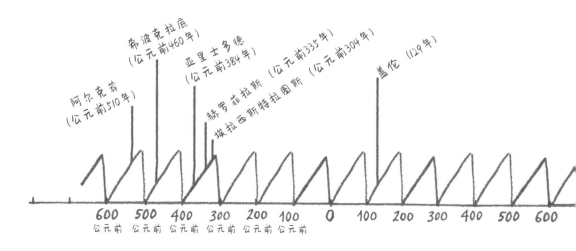

▶即将步入新阶段

科学家的一项最新发明被称为光遗传技术，它是一种将遗传学与光学相结合的技术，并在此基础上增加了一些生物工程学的技术。

光遗传学使我们能够激活特定的大脑神经元，监测与之相对应的动作。让科学家感到兴奋的是，这种技术也许能够用于活体组织（如完全自由活动的动物）并获得高精度的信息。

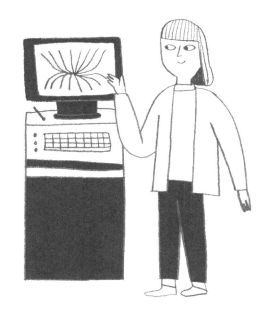

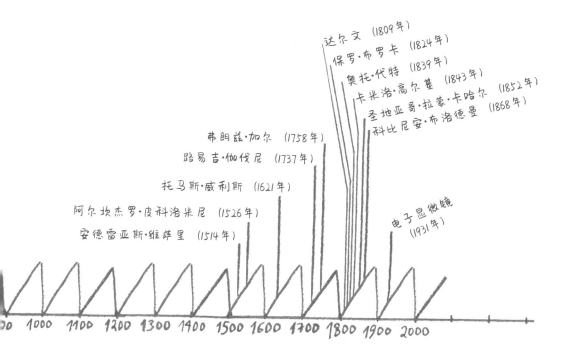

达尔文（1809 年）

保罗·布罗卡（1824 年）

奥托·代特（1839 年）

卡米洛·高尔基（1843 年）

圣地亚哥·拉蒙·卡哈尔（1852 年）

科比尼安·布洛德曼（1868 年）

弗朗兹·加尔（1758 年）

路易吉·伽伐尼（1737 年）

托马斯·威利斯（1621 年）

阿尔坎杰罗·皮科洛米尼（1526 年）

安德雷亚斯·维萨里（1514 年）

电子显微镜（1931 年）

00　1000　1100　1200　1300　1400　1500　1600　1700　1800　1900　2000

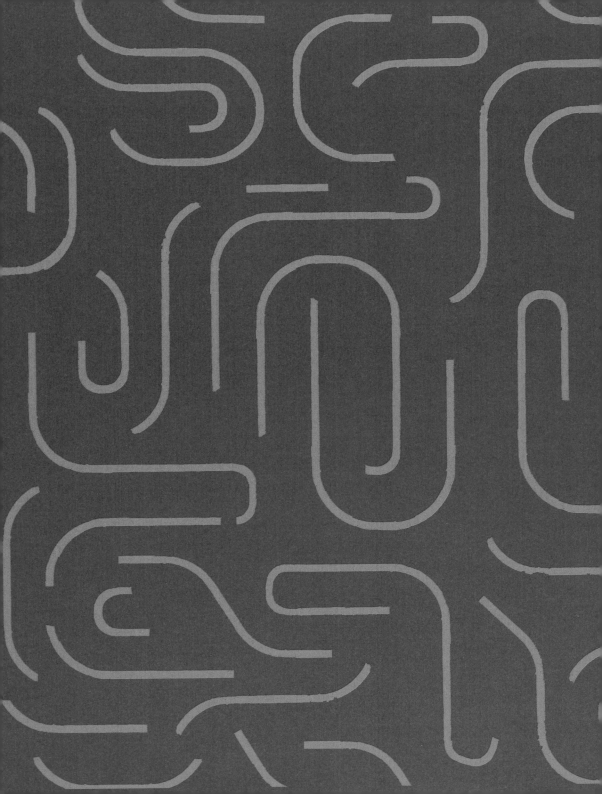

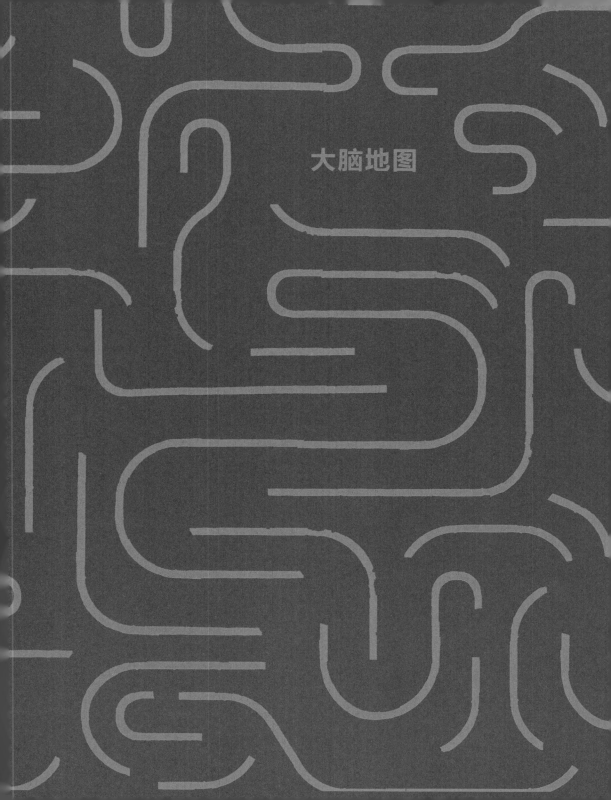

大脑地图

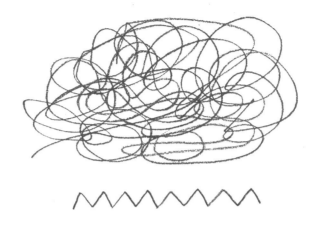

有没有可能制作一幅大脑地图

确定大脑不同部位以及它们各自的角色一直是神经科学最重要的任务之一，但这个任务十分艰巨。

我们已经了解了很多，比如，大脑有些区域负责身体特定部位的运动，有些区域司职更基础的功能，例如呼吸、消化等。然而，随着研究的推进，我们发现大脑并不像我们此前想象的那样，是一个由许多独立房间组成的房子，而是由各个部位组成的一个系统，每个简单的部分协作，实现了更大的总体功能。也就是说，大脑各个部位的活动与沟通形成了我们的情绪和决策、创造力、艺术体验或者自我意识。

在接下来几页，你会看到一些地图，这些地图可以让你了解大脑主要区域的组织方式。

神经系统图

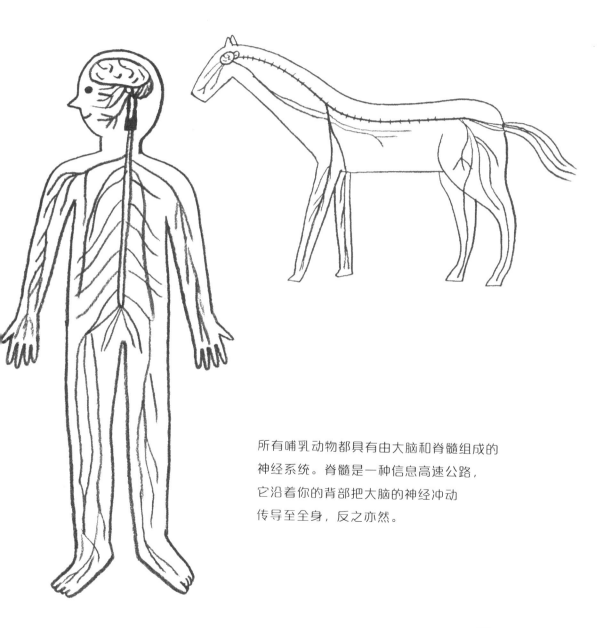

所有哺乳动物都具有由大脑和脊髓组成的
神经系统。脊髓是一种信息高速公路,
它沿着你的背部把大脑的神经冲动
传导至全身,反之亦然。

脑半球图

左脑（1）
右脑（2）
胼胝体（3）

（1）和（2）大脑半球：两个神秘的"橘子瓣"

我们的大脑皮质分成这样的左右两半。我们知道右脑控制身体左半边，左脑控制身体的右半边，但是有关每个脑半球各自的功能，很多方面还是未知的。一般认为右脑更多地与抽象思维（音乐、颜色、形状和诗歌）有关，而左脑则负责偏分析性的功能，例如数学、逻辑或语言。但这一切都还在研究中……

（3）胼胝体：左右脑之间的桥梁

思想在左右脑这两个"橘子瓣"之间穿梭。它们看上去互相对立，难道彼此为敌，各自为战？完全不是。左右脑协同工作，时刻保持对话。这个对话就是靠两个半脑之间的叫作胼胝体的纤维桥梁实现的，成百万的交流信息通过胼胝体在两边的神经细胞之间传递。

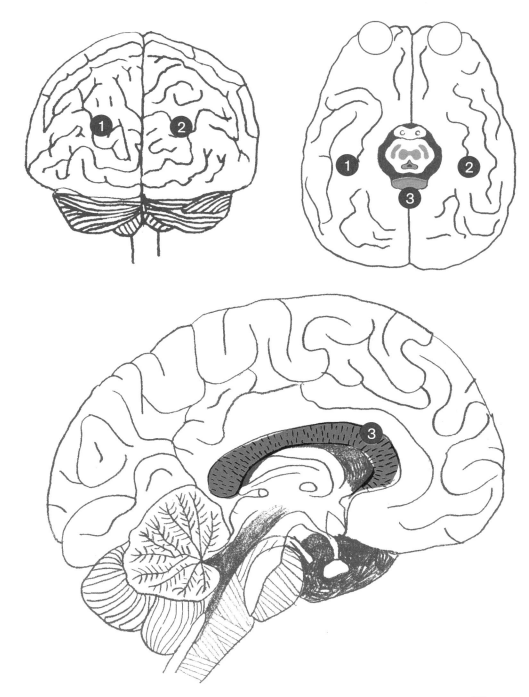

大脑的三个主要区域图

1. 脑干
2. 小脑
3. 大脑皮质（皮质区域和皮质下区域）

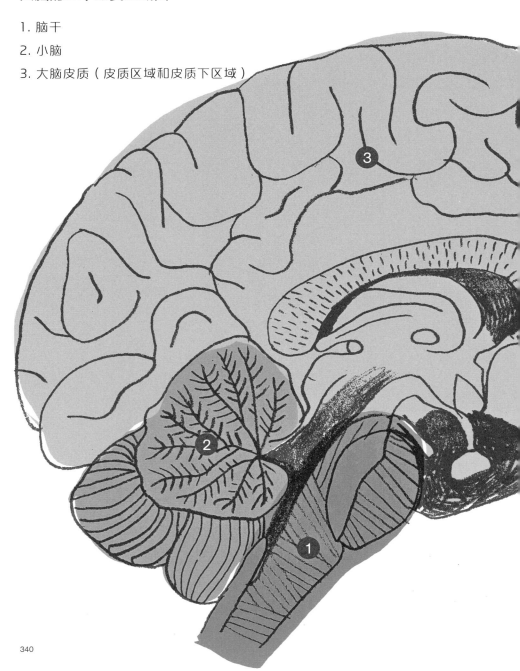

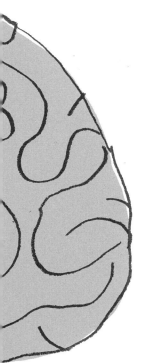

（1）脑干：一个总机房

脑干控制着身体的所有基本功能：它调节呼吸、心率、血压和血液循环。

它负责所有自动机能，也就是所有你无法控制的机能，例如心跳、呼吸或消化活动。脑干将大脑连接到脊髓——一条从背部向下延伸的信息高速公路。

（2）小脑：让你尽量有型地舞蹈

小脑在脑袋的后部，大脑皮质的下方。它与运动皮质协同工作，对我们的运动协调和平衡能力起至关重要的作用。虽然它只有大脑体积的十分之一，却集中了比大脑其他部位加起来还多的神经细胞！

（3）大脑皮质：皮质区域和皮质下区域

它是大脑中最大的区域，包括前额叶皮质，负责制定计划和决策；运动皮质，负责我们的自发活动。它还包括处理感觉器官带来的信息的区域（例如听觉、视觉、触觉皮质和丘脑），与学习和记忆相关的区域（海马体），以及与情绪（杏仁核）和许多其他功能相关的区域。

大脑皮质和皮质下区域图

1. 前额叶皮质
2. 运动皮质
3. 听觉皮质
4. 视觉皮质
5. 触觉皮质

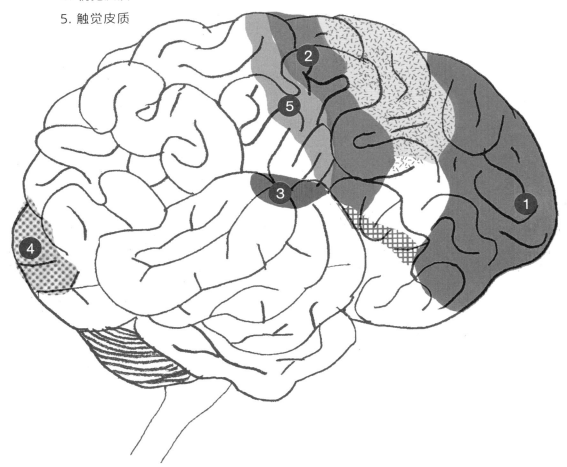

6. 丘脑
7. 海马体
8. 杏仁核
9. 下丘脑
10. 垂体

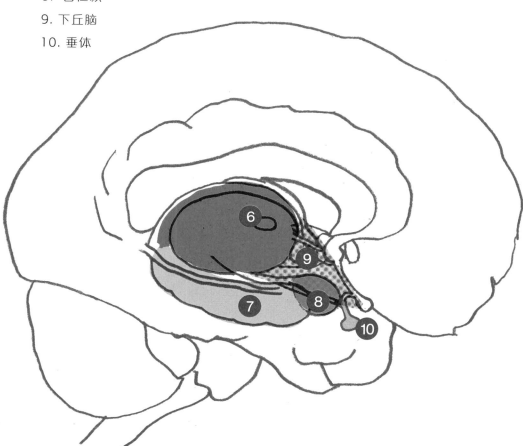

注释：大脑内部是一个大世界！我们这里只展示了有限的几个区域供你参考，因为大脑实在有太多区域、腺体、腔室等。

（1）前额叶皮质

它可以权衡利弊和参考过往经验，从而帮助我们做决策，比如："根据昨天发生的事，现在最好是做作业呢，还是先玩一会儿呢？"

（2）运动皮质

它让我们进行有意识的活动。不仅仅是动动胳膊、动动腿，还有更精细的活动，像面部表情和手指、嘴巴的活动（比如说话）。运动皮质时刻与它的邻居——触觉皮质以及小脑保持联系。

（3）听觉皮质

它负责识别声音和音调。它可以告诉我们声音的来源或者辨认不同的旋律。

（4）视觉皮质

它处在脑袋后部（颈部上方），所以离眼睛挺远的。它接受和处理视觉信息，比如光线、形状、颜色或者物体的运动轨迹。

（5）触觉皮质

它接受和处理我们的皮肤传达的触觉信号：触碰、温度、压力、材质或痛觉等。

（6）丘脑

事实上我们有两个丘脑，它们对称，呈椭圆形，分别分布在左右脑。它们与四种感官有关（只有嗅觉不经过丘脑），同时也参与痛觉和温度感受机制。丘脑把各个感觉信息按重要性排序后传达到大脑皮质。

（7）海马体（记住它！）

海马体与负责情绪的杏仁核合作，负责学习与形成记忆。那些最能调动你情绪的经历就是大脑保存时间最长的。海马体也与空间记忆有关。

趣闻：海马体因与海马相似而得名，"海马体"的拉丁语意思就是海马。

（8）杏仁核

当你害怕或生气时，杏仁核开始活跃。尽管名字巧合（杏仁核的英文是"amygdala"，也有"扁桃体"的意思），但杏仁核并不处于喉咙里，而是在大脑里。

（9）下丘脑

下丘脑负责调控睡眠、调节体温、控制食欲，而且与生殖有关。

（10）垂体

如果你发现你的鞋子太小开始穿不下了，那得怪垂体了！它只有豌豆大小，重1克左右，负责分泌生长激素。

接下来呢？

　　大脑一直在演化。今天我们相比史前人类坐着的时间更长，比如我们每天在电脑前面坐好几个小时，接受和分享大量信息，浏览成百上千的图片，这些都会改变大脑的工作方式。没有人知道接下来会发生什么，但是可以肯定的是我们的神经网络会根据需要被重新组织。

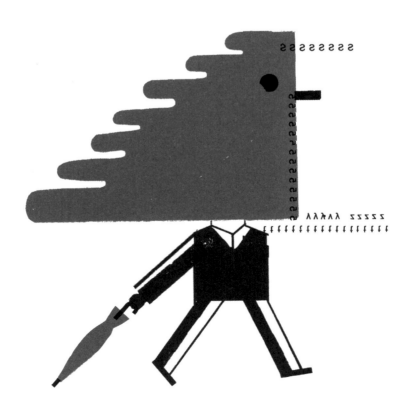

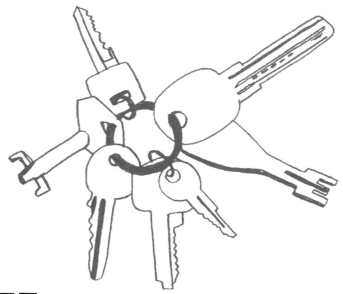

神经元图

神经元是大脑的主要细胞，对脑—身体—脑的通信网络至关重要。

神经元的使命：沟通。

神经系统（神经元的通信网络）的使命：生成反应，行动。

每时每刻神经元都会将信号发送到身体的不同部位（器官、肌肉、腺体等），同时神经元也在接收身体内外发生的事情的信息。通过这种反馈，它们发送新消息，不断刷新与正在发生的事情相关的感知和行为。

看一下神经元图，了解一切如何发生……

神经元图

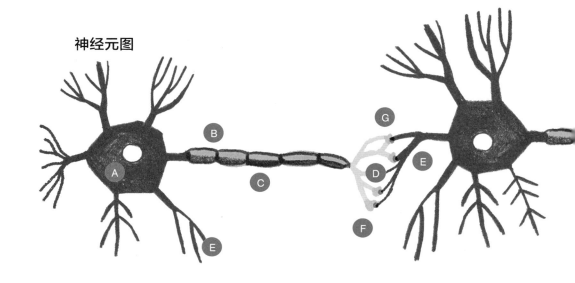

神经元之间如何沟通

1. 为了沟通,神经元细胞体(**A**)会释放电脉冲信号,通过轴突(**B**)和突触(**G**)高速抵达下一个神经细胞。

2. 当电信号到达轴突末端时,轴突末端会释放神经递质(**D**),这种化学信号会实现不同的功能(见下一页的图片)。

最令人难以置信的是神经元的分支——轴突末端(**F**)和树突(**E**)——并不接触,它们之间存在小空隙(约20纳米[1]),即所谓的突触(**G**)间隙。也就是说,沟通需要化学神经递质才能发生!

3. 当神经递质穿过间隙到达相邻神经元时,会依附于树突产生的分子,这种分子是神经递质受体。神经递质受体会立即识别神经递质并做出反应(向下一个神经元产生新的电信号或抑制该信号)。

1　纳米,十亿分之一米。

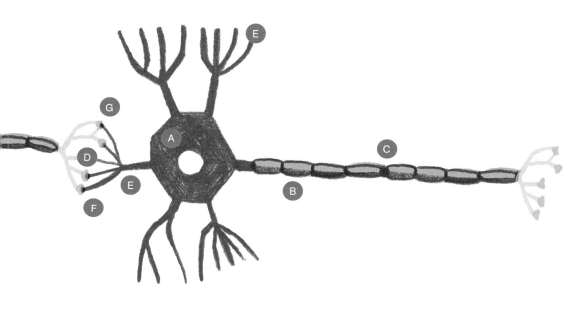

（A）<u>细胞体</u>：神经元的细胞体。

（B）<u>轴突</u>：将神经元信号传递给相邻神经元的纤维。它们是连接神经元的道路。

（C）<u>髓鞘</u>：分布在轴突上并加强神经连接的一层物质。它能加速电信号传输。

（D）<u>神经递质</u>：神经元释放的化学信号。

（E）<u>树突</u>：神经元分支，接收来自另一个神经元的信号。

（F）<u>轴突末端</u>：轴突的神经末梢。

（G）<u>突触</u>：神经元将信号传递给下一个神经元的点。信号可以仅是电信号或电化学信号（当神经递质被释放时）。最常见的突触是涉及神经递质的化学突触。

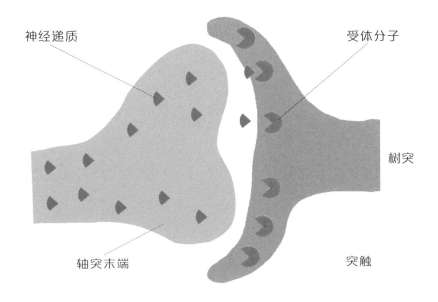

神经递质 · 受体分子 · 树突 · 轴突末端 · 突触

神经递质就像打开受体分子这把锁的钥匙。

大脑神经冲动的传输速度是多少

不同情况有所不同：它可以以每秒0.5米的速度行进，也可以以每秒120米（相当于每小时432千米，像飞机一样快）的速度行进。

最快的旅程是由髓鞘（保护层）包裹的轴突完成的。你看到过保护电线的白色电缆外皮吗？髓鞘就像白色电缆外皮，轴突就像里面的电线。当我们（有意识或无意识地）学习时，就会形成髓鞘。其次，当我们越多地使用神经元之间的某些连接时，它们之间的髓鞘形成得就越多，神经冲动传递就越快。想想你刚开始学滑板，以及你掌握这门技术的时候，是时候说声"谢谢髓鞘先生"了。

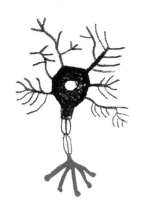

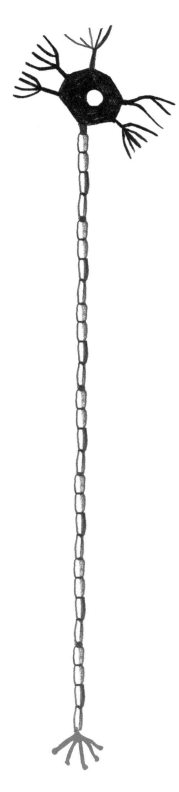

轴突的长度各不相同:
可以短至毫厘或长至1米!

▶ 神经递质：大脑的化学信使

对于神经元的彼此沟通，只有道路是不够的，还需要有信息。这些信息可以通过电脉冲和化学物质传播。

有超过100种不同的神经递质：有些使大脑兴奋，有些抑制（舒缓）大脑。以下是其中几种：

》5-羟色胺： 有助于调节情绪、消化、痛觉控制或睡眠周期。它对于我们的动机也很重要。它是由中枢神经系统产生的，即在大脑中产生，但它在肠道中出现的数量最多——令人感到惊讶！

》多巴胺： 多巴胺刺激我们，并负责我们的动机。当我们觉得自己正在做的事情得到了回报时，多巴胺就可能会开始分泌。它参与运动、情绪和激素的释放。

》乙酰胆碱： 第一种被发现的神经递质，它与自发动作、心跳、睡眠、记忆和注意力有关。

》去甲肾上腺素： 与注意力、情绪、睡眠和学习有关。它作为激素释放到血液中，能提高心率。

》**肾上腺素**： 与警觉性、动机、定向注意力、运动、血压控制和激素释放有关。

》**内啡肽**： 能提升健康的感觉、缓解疼痛、有助于免疫系统的正常运作。

神经递质协同工作来调节大脑活动。

▐▶不同种类的神经细胞：

以下是大脑皮质中5种最常见的神经细胞类型。数量最丰富的（到目前为止）是锥体细胞和星形细胞。

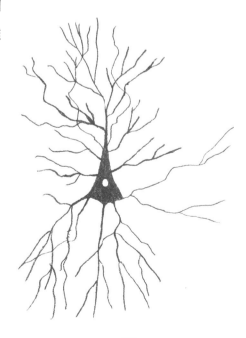

锥体细胞

它们的胞体呈锥状。最大的锥体神经元是大型运动神经元，它沿着脊髓向下传递信息，例如，向手臂和腿部发送信息。

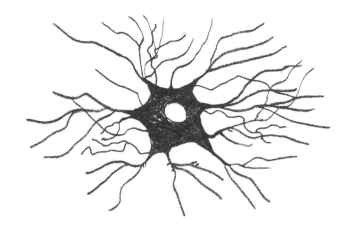

星形细胞

它们是具有短轴突的小神经元。因为它们有许多枝状树突,像一颗星星的形状,因此而得名。

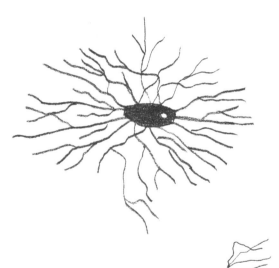

马氏细胞

它们是具有短树突的多边形小细胞。它们分布于大脑皮质除表面分子层以外的所有层中。

梭形细胞

正如名称所示,它们的胞体呈梭形。它们存在于皮质的最深层。

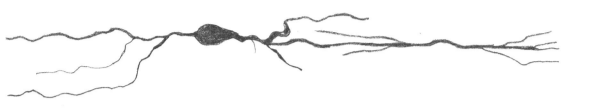

水平细胞

它们是最不常见的神经元类型。胞体呈小梭形，仅存在于皮质表面分子层，与锥体细胞相连。

神经胶质细胞

除了神经细胞，大脑皮质里还有另一类重要的皮质细胞——神经胶质细胞，它是神经细胞的好帮手。

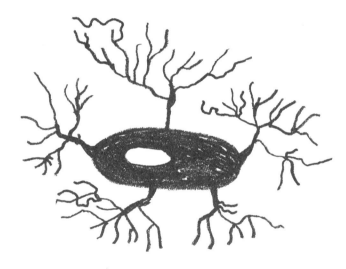

　　虽然神经胶质细胞的数量较少，但是扮演着非常重要的角色。它们负责给神经元供给营养，清除、消化死亡的神经元，并帮助神经元固定位置！

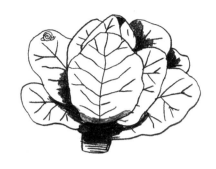

作 者

本书作者

伊莎贝尔·米尼奥丝·马丁斯 和 玛利亚·曼努埃尔·佩德罗萨

她们在教育交流领域开展合作，共同参与健康、食品、消费者教育、环境和可持续发展领域的研究项目。伊莎贝尔·米尼奥丝·马丁斯是橘子星球出版社的创始人，主要专注于绘本领域。玛利亚·曼努埃尔·佩德罗萨是一位作家，同时也是可持续发展领域的战略咨询师。

玛德莲娜·玛多索

玛德莲娜·玛多索也是橘子星球出版社的创始人，同时是一位插画家，曾在里斯本美术学院学习传媒设计并在巴塞罗那学习图形编辑设计。她在插图领域获得了多个奖项，其中包括葡萄牙国家插画奖。

伊莎贝尔·米尼奥丝·马丁斯

▶ 我们为什么要写这本书?

我一直觉得难以相信的是,我们已经去探索过其他星球了,却对人类大脑的功能仍然感到如此神秘。也就是说,我们可以认识那么遥远的事情,却不了解身边的大脑。在个人的层面上,同样的事情也在发生:我们了解很多其他事情,却没有投入太多精力去探索自我。

▶ 我感到最不可思议的是……

我们依据大脑获得的感官数据建立对外部世界的感知,然而外部世界比我们感知到的复杂得多。另外,大脑内部存在着即时快乐与长期目标之间的持续斗争,意识到这一点,对于我们能够驾驭生活极为重要。

▶ 我感到最引人入胜的是……

大脑的主要任务是不断地学习,以便我们能在将来做出更好的决策。今天世界上的许多学校,已经无法满足我们大脑对知识的渴望。我们能够怎样改变自己和学校,从而保证与生俱来的学习欲望不被丢失?现在这本书快要结尾了,我也开始思考这个问题。

玛利亚 · 曼努埃尔 · 佩德罗萨

▶ 我们为什么要写这本书?

大脑的运转方式一直让我好奇,但是我真正开始认真探索它则是因为我的儿子卢卡斯,他在7岁时不幸得了神经疾病。从那时起,我开始探究:大脑什么部位受损会影响我们感受彼此的情绪?如果我们对记忆的处理出了故障,我们出生以来的大量记忆会怎样发展?所以,当伊莎贝尔邀请我写这本书时,我便立即答应了。在此过程中我们的每一个发现,特别是此前未知的发现都让我久久不能平静。我们的大脑蕴藏着太多的奥秘。卢卡斯的大脑,当然还有更多类似的大脑就是证明,即便有这么多磁共振成像可见的损伤,他的大脑依然在成长、学习,让包括医生和研究人员在内的所有人感到惊喜。

▶ 我感到最不可思议的是……

大脑具有可塑性,它有无限的学习能力和调整适应能力。大脑不接受"不可能",它一直尝试探索新的道路。大脑可塑性的发现证明我们可以迎接任何挑战并永不放弃。

▶ 我感到最引人入胜的是……

我们目前对大脑只是进行了很基础、很片面的观察。不过我们仍能得到这些令人不可思议的发现:拥抱带来的愉悦本质上是电化学信号！脑科学不同研究领域带来的发现告诉我们，我们并不能直接走进彼此的个人空间，而是通过交流与对话过程中的几百万个突触的连接实现了对彼此的靠近。

玛德莲娜·玛多索

▶ 我感到最不可思议的是……

很难选择，但有一个让我感到神奇的事实是别人的大脑能引起我们的共鸣：不仅仅是我们认识的人，还有我们并不认识的作者、音乐家、艺术家，甚至很多我们从未听说过的人。他们都在影响我们的大脑，这让我想到大脑就是一个无限的共同体。我也喜欢生活即自己（你是你记忆的总和）的说法。我们彼此不同，因为我们有不同的人生经历和体验。这个想法让人想要去创造自己的人生！大脑终生都在成长，好奇心是学习的前提。即便我们年纪很大了，已经知道了很多事情，如果我们保持好奇心，大脑依然会不断地成长。

▶ 我感到最引人入胜的是……

古希腊的人们认为思维和情绪受到心脏的控制。现在看来这个想法很好笑，因为我们都知道是大脑在控制它们。另外让我感兴趣的一点是大脑在胚胎时期就开始发育：它们产生如此大量的神经细胞，并组织形成如此复杂和令人难以置信的结构，这多么令人惊叹。

审　校

安娜·丽塔·丰塞卡

神经科学博士，新里斯本大学尚帕利莫神经科学项目组

▶ **为什么当神经科学家？**

问题比答案更能驱动我，大脑里面充满了各种未知的问题。我想除了脑科学外，我也可以做点其他事情。但是脑科学中总是有新的问题，新的未知领域让我欲罢不能。我研究的领域是决策过程。也就是说，在实验室里，我量化并分析动物的行为，去回答它们为何做出特定的决策。

▶ **更多地了解大脑对我们有什么帮助？**

大脑给了我们强大的适应能力。从生理学上说，我们有能力去改变伤害自己的行为，去重复让我们开心的行为。了解大脑可以给我们更多的内在信心，让我们知道接下来还有新的道路。

▶ **你希望下一个突破性发现是……**

我想知道"玩耍"的产生机制，为什么玩耍让我们所有人感

到快乐，不管是儿童、青少年还是成年人。

安娜·瓦尔韦德

神经科医生，费尔南多·丰塞卡教授医院研究生助理

▶ 你的研究历程是怎样的？

随着我对医学各个领域的了解，我发现神经科学对我的吸引力最大，不仅仅因为它是临床诊断的关键，也因为其中有太多奥秘待解答。还有一个方面吸引了我，随着时间推移，大脑疾病可能产生令我们吃惊的改变。这反映了大脑的恢复和寻找替代途径的能力，也反映了我们作为医生去理解和预测病情能力的局限性。我的工作领域是神经系统变性疾病，其中主要研究阿尔兹海默症。虽然我们离治愈它还很远，但是过去十年我们取得了重大进步，而且我认为接下来几年也会保持这个势头。

▶ 更多地了解大脑对我们有什么帮助？

有一个最重要的好处是理解在大脑这个蕴藏了人类存在的高度抽象理论的地方，与思维、感知，以及各个器官之间存在的紧密联系。

▶ **你希望下一个突破性发现是……**

我只谈自己的研究领域。我希望在接下来的几年，人们能提出针对神经变性疾病的治疗方案，让病情在病人失去自我身份意识前停止恶化，并扭转病情。

迪娜·门东萨

哲学研究员，新里斯本大学社会科学与人类学学院

▶ **你为什么走上了哲学的道路？**

驱使我走上哲学道路的是持续的无知感，和对观点的难以描述的喜欢。在我出生的家庭里，交流与讨论观点是聚会与快乐的源泉。我认为这个模式延续到了我的大学。后来我在蒙特克莱尔州立大学读了哲学硕士，又去南加州大学读了哲学博士。

我的研究领域是儿童哲学（教育哲学）和情绪哲学（精神哲学）。这些工作让我感到实现了自我价值，当我的著作被国际同行阅读时，我的坚持认真思考的信念也更加坚定了。

▶ **更多地了解大脑对我们有什么帮助？**

所有这些科学发现都能帮助我们更好地做决策和帮助他人。

▶ **你希望下一个突破性发现是……**

更好地思考，提高思考的质量。

若安纳·拉托

神经心理学博士后研究员，葡萄牙天主教大学健康科学学院跨学科健康研究中心。

▶ **你是怎么成为心理学家的？**

我在青少年时期就萌生了研究心理的想法，这跟我母亲从事特殊教育有关。她"发明"了一套帮助有学习障碍的孩子有效学习的方法，这让我着迷。我专注于教育心理学，帮萨拉曼卡大学研究临床神经心理学，也跟葡萄牙天主教大学健康科学中心的亚历山大·卡斯特罗·卡尔达斯教授做早教儿童的神经心理学博士研究工作。

我现在的研究方向叫作思维、大脑和教育，是关于脑神经科学、心理学和教育学的交叉研究。

▶ **更多地了解大脑对我们有什么帮助？**

比如说，今天我们知道了大脑具有了不起的可塑性。这个认知增加了创伤后康复研究项目的数量，也改变了过去的一个观点：孩子在某个阶段能力不足，那么以后也永远无法拥有这项能力。

▶ 你希望下一个突破性发现是……

因为我十分关心教育问题，所以我期待对大脑学习模式的发现，这样我们就能找到更好的教育模式，从而充分挖掘大脑的潜力。

帕特里夏·科雷亚

脑科学研究员，里斯本尚帕利莫未知研究中心脑神经系统实验室

▶ 什么驱使你成为脑神经科学家？

探索未知的好奇心！很早以前我就想知道大脑如何运转：为什么我们会睡眠？大脑是怎么看到颜色的？记忆是如何储存的？之前我差点学了心理学，但后来学了生物化学的本科。探索大脑的好奇心让我接着读了脑神经科学的博士，而且这份好奇一直在增长……我研究血清素在行为与决策中的角色。除此之外，我也在科学与艺术科学交流项目中工作，比如与葡萄牙贝伦文化中心合作进行的名为"好奇的根源"项目。

▶ 更多地了解大脑对我们有什么帮助？

科学发现可以改变我们的日常生活。比如，理解了大脑的学习机制，我们就能研发出使我们的学习更高效的技术。

▶ 你希望下一个突破性发现是……

有太多需要发现的了，比如神经变性疾病领域，当然也包括很多基础研究领域。我一直对睡眠的机制十分好奇。我觉得各种动物都花这么多时间睡觉，我们却不知道它的根源很不可思议（当然现在已经有很多相关理论了）。

保罗·皮雷斯·瓦莱

葡萄牙天主教大学教授，与玛利亚·乌尔里希婴幼儿教育高等学校合作开设艺术实践与教学过程硕士项目。随笔作家，博物馆馆长。

▶ 你的研究历程是怎样的？你具体做些什么，为什么？

我最早是在葡萄牙天主教大学学习神学，后来在新里斯本大学获得哲学学士和硕士学位，现在正在攻读博士学位。

我记得我一直对艺术、哲学和美学很感兴趣，但从来没想过当博物馆馆长。不过，为了（在今天看来是正确地）应对一些现实与未预见的情况，博物馆馆长的工作塑造了今天的我。一个展览就能涵盖我大量的兴趣点：调研，阅读，思考，写作，联系不同的时代与流派，教学，学习，与人共处……一个展览对我来说就是一篇文章，感官的体验与智识的不安交织于此。

我与艺术世界最深的联系来自爱情，因为我的妻子玛尔塔·文戈罗维乌斯是一个艺术家。她与现代艺术的深度对话一直持续到今天。

▶ 艺术与美学体验能给我们的生活带来什么？

这取决于作品与我们每个人的情况。艺术能提醒我们自己不只是工作人，也不只是智力人。我们存在于更高的维度，包括我们的身体、感官与情感。

艺术也能让我们谦卑地接受那些高于我们的，我们主宰不了的存在，接受自我的脆弱与渺小。它让我们意识到我们是政治的、群体的生物，我们与他人共存，应当对彼此负责。

艺术作品让我们质疑习以为常的事物——不平衡、沮丧、烦躁。艺术让我们打开心胸，去接受不同的事物，让我们去发现更深层次的自己。因此，当艺术与个人相遇——待在原地是不会发生的——可能性的地平线就被打开，人就能发现更高维度的存在。

审美体验对我们的生存贡献巨大：它让我们感受到万事万物包括我们自己，各居其位。这与日常的错位感是对立的。

▶ 你希望神经科学的下一个突破性发现是什么？

一个惊喜，一个我们完全没有预料到的发现。

参考资料

　　为了写本书，我们阅读了大量关于大脑的文章与书籍。以下是我们参阅的主要资料：

网站

Brain Facts

BioEdOnline

Dana Foundation

Frontiers in Human Neuroscience

Neuroscience for Kids

Neuroscience in the classroom /Annenberg Learner

Scientific American

The Big Picture

The National Center for Biotechnology Information

The New York Times/ Gray matter

The New Yorker/ On the brain

书籍

António Damásio, 2010, **O Livro da Consciência**, Temas e Debates – Círculo de Leitores

David Eagleman, 2016, **The Brain, the Story of You,** Canongate Books

Gonçalo M. Tavares, 2013, **Atlas do Corpo e da Imaginação**, Caminho

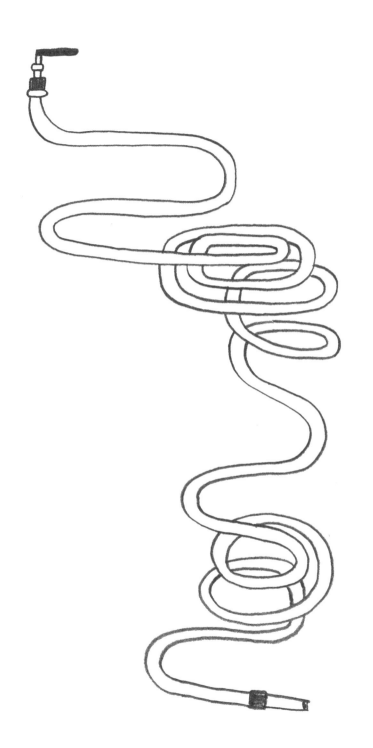